Thorsten Berkefeld Georg Frie

Arbeitsheft

Gesundheit und Pflege

Basiskompetenzen

6., aktualisierte Auflage

Dr. Felix Büchner Handwerk und Technik Hamburg

Inhaltsverzeichnis

1 Im Gesundheitswesen arbeiten

Benny und Tine besuchen derzeit noch die Schule und unterhalten sich über ihre Vorstellungen von einer Ausbildung in einem Beruf im Gesundheitswesen.

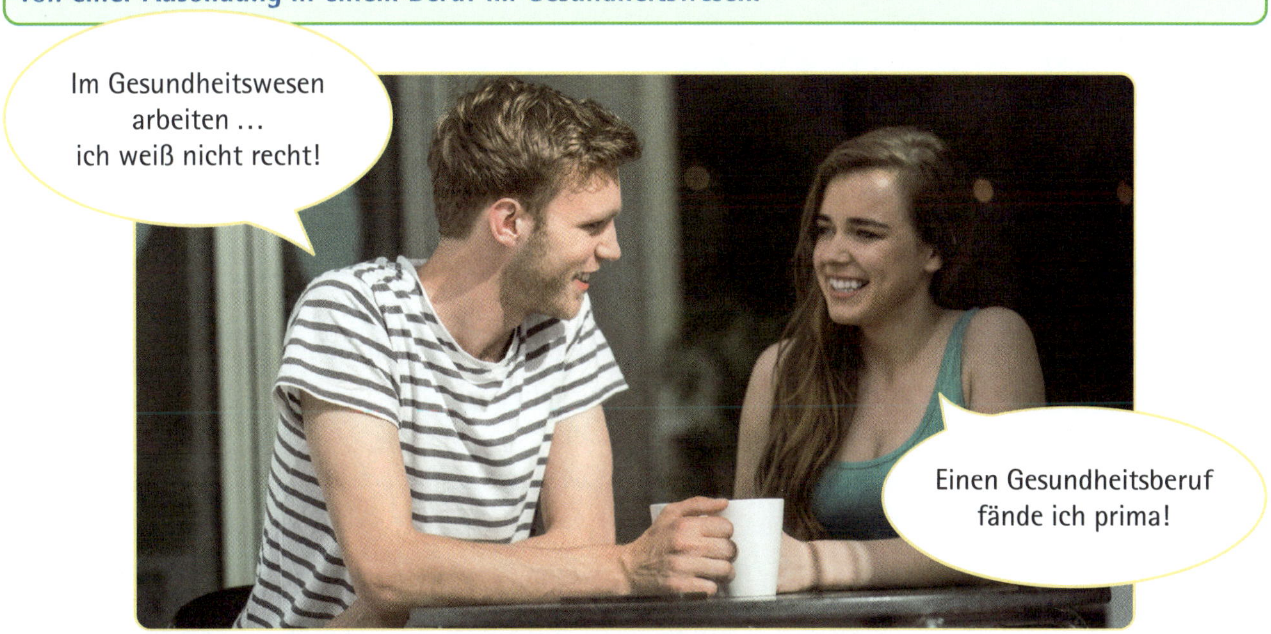

1 Benny und Tine unterhalten sich über ihre Berufswünsche.

a) Welche Gründe könnten für Tine für einen Beruf im Gesundheitswesen sprechen? Welche Zweifel könnten Benny davon abhalten?

Argumente von Benny	Argumente von Tine

b) Diskutieren Sie gemeinsam in kleinen Gruppen, inwieweit die Argumente zutreffend sind.

2 **Bahira, eine syrische Mitschülerin, findet sich im deutschen Gesundheitssystem noch nicht gut zurecht. Tine ist schon gut informiert und erklärt ihr das Gesundheitswesen. Sie unterstützen sie dabei.**

a) In Deutschland stellt der Sozialstaat die Gesundheitsversorgung der Bevölkerung sicher. Welche drei großen Aufgaben fallen in die Verantwortung des Staates?

- Sicherung
- Sicherung
- Sicherung

b) Verdeutlichen Sie Bahira die Dreigliederung des Gesundheitswesens, indem Sie die fehlenden Begriffe in der Abbildung oben ergänzen.

c) Nennen Sie für jeden Bereich einige Beispiele für zugehörige Einrichtungen.

d) Ordnen Sie den Bereichen je eine der folgenden Aufgaben zu:

Versorgung von Personen in ihrem häuslichen Umfeld • Steuerung, Unterstützung und Überwachung des Gesundheitswesens • intensive Versorgung von Personen nach Aufnahme in speziellen Einrichtungen

Gesundheitswesen

______	______	______
Beispiele:	Beispiele:	Beispiele:
Aufgabe:	Aufgabe:	Aufgabe:

3 Die Lebenserwartung der Menschen in Deutschland steigt stetig an. Dadurch wird der Anteil der alten Menschen an der Gesellschaft immer größer.
Dabei kommt auch Benny ins Nachdenken – schließlich wird auch er einmal alt werden – im Durchschnitt über 90 Jahre alt.

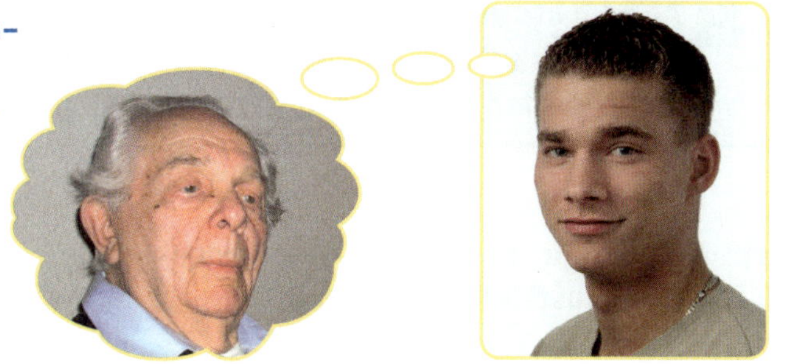

a) Lassen Sie spontan Ihre Gedanken spielen: Welche Merkmale und Eigenschaften verbinden Sie aus Ihrer heutigen Sicht mit dem Altsein?

b) Was wird sich für Sie vermutlich verändern, wenn Sie einmal alt sind …
… bezüglich Ihrer Freizeitgestaltung?

… bezüglich Ihrer Gesundheit?

… bezüglich Ihrer sozialen Kontakte (Freunde, Familie)?

c) Wie möchten Sie nach Möglichkeit Ihr Leben im Alter gestalten? Was wäre Ihnen (aus heutiger Sicht) besonders wichtig?

4 **Angesichts der Aussicht auf ein langes Leben überlegt Benny, dass er vielleicht nicht immer so gesund und fit sein wird, wie im Moment. Außerdem kennt er viele Menschen, die nicht erst im Alter arbeitslos geworden sind.**

a) Nennen Sie Benny die 5 Säulen der gesetzlichen Sozialversicherungen und ordnen Sie ihnen die jeweils zuständigen Träger zu:

Säule der Sozialversicherung	→	Zuständiger Träger
	→	
	→	
	→	
	→	
	→	

b) Ordnen Sie die folgenden Merkmale der gesetzlichen Krankenversicherung (GKV) bzw. der privaten Krankenversicherung (PKV) zu.

	Fester Beitragssatz, unabhängig vom persönlichen Einkommen.
	Freiwillige Versicherung durch Abschluss eines Versicherungsvertrags.
	Die Beitragshöhe orientiert sich an der Höhe des Einkommens.
	Bei Vorlage der Krankenversicherungskarte werden Leistungen direkt mit der Kasse abgerechnet.
	Auch Personen mit höherem Krankheitsrisiko sind Teil der Solidargemeinschaft.
	Arbeitnehmer sind bis zu einer bestimmten Einkommensgrenze versicherungspflichtig.
	Leistungsanspruch ist individuell im Versicherungsvertrag festgelegt.
	Der Leistungsanspruch ist unabhängig von der Beitragshöhe für jeden gleich.
	Personen mit höherem Krankheitsrisiko können abgelehnt werden.
	Behandlungskosten müssen zunächst selbst gezahlt werden.

c) Erläutern Sie, weshalb der Staat die gesetzliche Versicherungspflicht für die meisten Arbeitnehmer eingeführt hat.

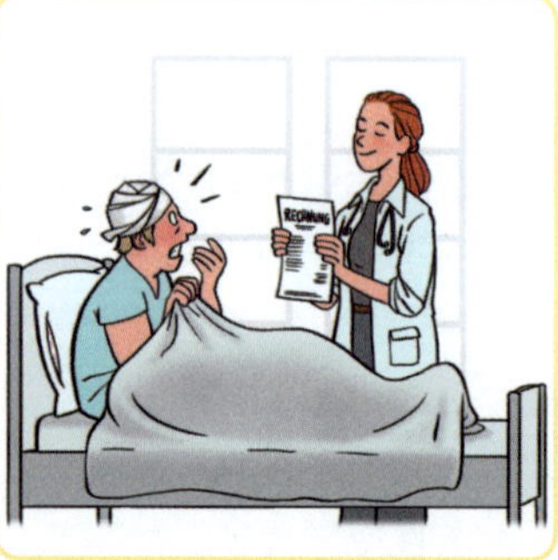

Bahira erzählt, dass in Syrien alte und pflegebedürftige Menschen immer von ihren Angehörigen versorgt werden. Auch Bennys Großmutter wird von seiner Mutter zu Hause gepflegt. Das nimmt viel Zeit in Anspruch und ist oft auch sehr belastend.
Tina erklärt den beiden, dass in Deutschland die Pflegeversicherung eingeführt wurde, um die Versorgung pflegebedürftiger Menschen im häuslichen Umfeld, aber auch in einer Einrichtung zu sichern.

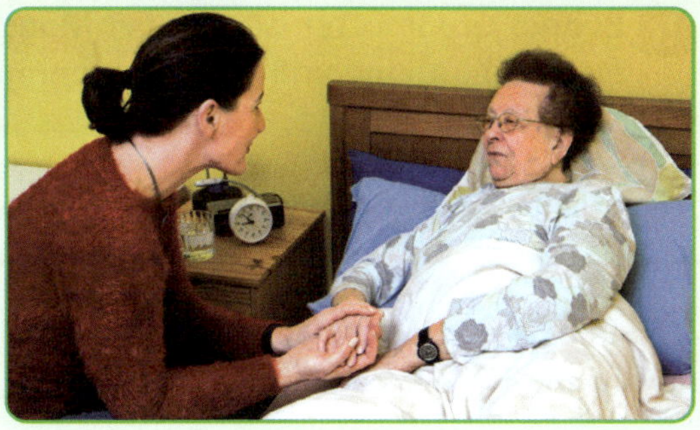

5 a) Welche Leistungen der Pflegeversicherung können Pflegebedürftige für ihre Pflege durch Angehörige im häuslichen Umfeld beziehen?

b) Was muss Bennys Großmutter tun, um Leistungen aus der Pflegeversicherung zu erhalten?

c) Ein Gutachten bescheinigt der pflegebedürftigen Seniorin den Pflegegrad 3.
Wie hoch wird ihr Pflegegeld sein, wenn sie weiterhin von Bennys Mutter gepflegt wird?

d) Begründen Sie, weshalb die Versorgung eines Menschen in seinem häuslichen Umfeld durch Angehörige oder einen ambulanten Pflegedienst – wenn möglich – einer Aufnahme in eine stationäre Pflegeeinrichtung vorzuziehen ist.

6 **Bennys Großmutter ist an einer Magen-Darm-Grippe erkrankt und bekommt von ihrem Arzt ein Antibiotikum und ein Vitaminpräparat zur allgemeinen Stärkung verordnet. Als sie mit dem Rezept in die Apotheke geht, muss sie 5 Euro für das Antibiotikum zuzahlen. Das Stärkungsmittel muss sie sogar komplett selbst bezahlen, weil es nur zur Ergänzung der Nahrung dient. Sie ist verärgert: schließlich zahlt sie doch Beiträge an die gesetzliche Krankenkasse.**

Schreiben Sie der Dame einen Brief, in dem Sie die finanzielle Situation der Krankenkassen erläutern und Gründe für die Zuzahlung nennen.

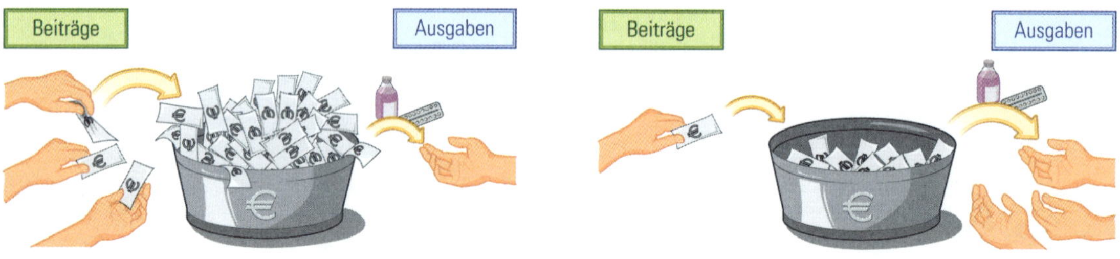

Sehr geehrte Frau Traut,
ich möchte versuchen, Ihnen zu erklären, warum bei Medikamenten eine Zuzahlung zu leisten ist und Nahrungsergänzungsmittel selbst bezahlt werden müssen.

2 Die Gesundheit fördern

Lisa arbeitet in einer Hausarztpraxis als Praktikantin und lernt dort viele Patienten kennen, die die Praxis mit ganz unterschiedlichen Leiden aufsuchen. Die Beschwerden reichen von Kopfschmerzen und Erkältungen bis zu schwersten Erkrankungen. Manchmal wundert sie sich, warum sich einige der Patienten trotz Fieber und erkennbarer Schmerzen noch „gesund" fühlen und vor der Arbeit nur schnell ein Rezept abholen möchten, während andere Menschen mit einem Schnupfen richtig zu leiden scheinen.

1 Jeder hat eine unterschiedliche Auffassung von „Gesundheit".

a) Notieren Sie spontan Begriffe, die Sie in irgendeiner Weise mit Gesundheit verbinden.

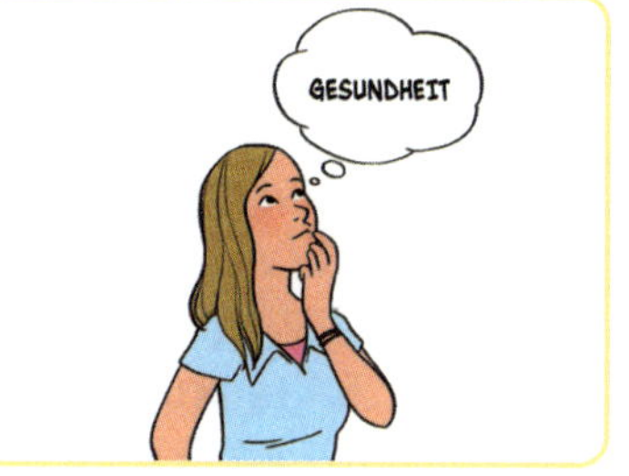

b) Schreiben Sie den folgenden Satz zu Ende: Ich bin gesund, wenn …

c) Wann gelten Sie für Ihre Mitmenschen (z. B. Eltern und Lehrer) als gesund? Weichen diese Einschätzungen von Ihrer eigenen Einschätzung von Gesundheit ab?

d) Wie definiert die Weltgesundheitsorganisation WHO den Begriff „Gesundheit"?

2 In der Praxis hört Lisa viele neue Begriffe. Ordnen Sie diese ihrer jeweiligen Bedeutung zu.

A	Therapie		Vorhersage über den weiteren Verlauf der Erkrankung
B	Diagnose		Krankengeschichte des Patienten
C	Anamnese		Benennung der Erkrankung
D	Prognose		Zeichen, das auf eine Erkrankung hinweist
E	Symptom		Behandlung einer Erkrankung

3 **Finden Sie im folgenden Fall heraus, was Sie über die Anamnese, die Symptome, die Diagnose, die Therapie und die Prognose erfahren.**

Klaudia arbeitet als medizinisch-technische Laborassistentin im Krankenhaus. Vor 3 Wochen hatte sie endlich Urlaub. Schon lange hatte sie sich auf die Reise ins ferne Indien gefreut. Viel Sonne, eine andere Kultur und exotische Früchte ...
Der Urlaub war prima. Doch kurz nach ihrer Rückkehr bekam die junge Frau heftige Schmerzen im Oberbauch. Ständig war ihr übel, besonders nach den Mahlzeiten. Heute nach dem Aufstehen musste sie feststellen, dass sich ihre Haut gelb verfärbt hatte. Ihr Urin war seltsam dunkel, ihr Stuhlgang dagegen sehr hell. Sie beschließt, zum Arzt zu gehen.
Nach einer kurzen Untersuchung stellt er fest, dass sich Klaudia offenbar beim Essen von ungewaschenen Früchten mit einem Virus infiziert und nun eine Hepatitis A bekommen hat. Er verordnet ihr Ruhe und leichte Kost. Gegen die Übelkeit bekommt sie ein Medikament. Wenn sie sich etwas schont, heilt die Erkrankung in etwa 6 Wochen ab. Danach ist sie lebenslang gegen diesen Erreger immun.

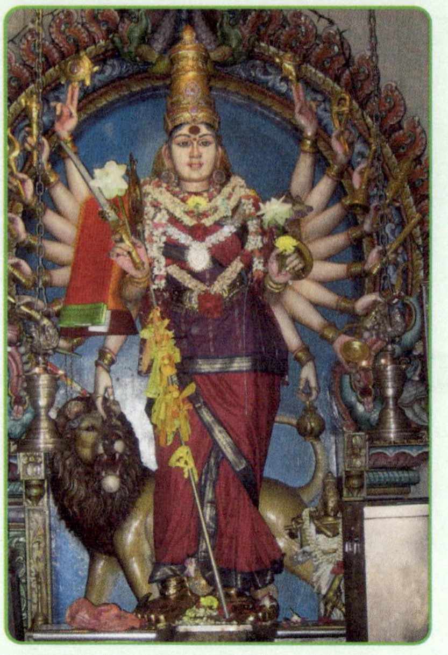

Anamnese:

Symptome:

Diagnose:

Therapie:

Prognose:

4 **Viele Menschen wenden sich auch alternativen Heilmethoden zu. Eine Patientin berichtet Lisa von ihren Erfahrungen mit der fernöstlichen Heilkunde. Erklären Sie anhand des Berichts, wodurch sich diese Heilmethoden von der westlichen Medizin unterscheiden.**

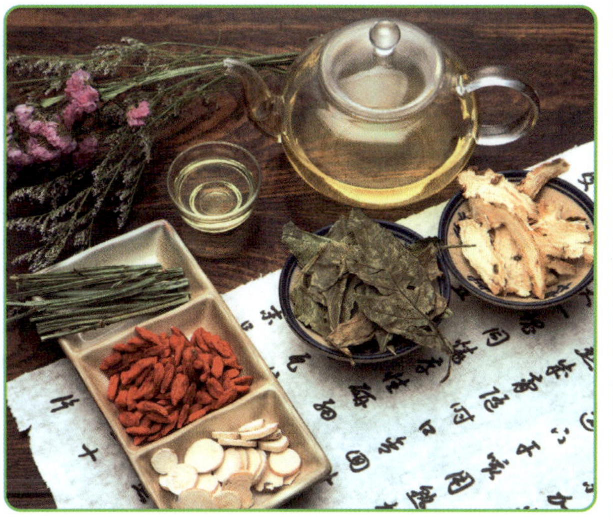

Beim Anblick des Türschilds tauchte unwillkürlich das Bild eines greisen Chinesen inmitten exotischer Kräuter und Instrumente in mir auf. Schließlich gilt die traditionelle chinesische Medizin als ältestes überliefertes Heilsystem menschlicher Kultur. Und nachdem meine Rückenschmerzen trotz vieler Besuche bei Fachärzten nicht besser geworden waren, war es einen Versuch wert.
In der modern eingerichteten Praxis bat mich ein junger Chinese in akzentfreiem Deutsch in sein Sprechzimmer. „Sie sind der einzige Patient an diesem Morgen", erkläre mir Dr. Wong. Er setzte sich und fragte nach meinen Schlaf- und Essgewohnheiten, er interessierte sich für meine Familie und die Lage des Hauses, in dem wir wohnen. Nach scheinbar einer Ewigkeit nahm er meine Hand und fühlte lange schweigend den Puls, wobei er mich immer wieder intensiv anschaute. Dann bat er mich, ihm meine Zunge zu zeigen. Ich wurde ungeduldig: Es geht hier nur um meinen Rücken – nicht um meine Zunge, auch nicht um meinen Kreislauf und schon gar nicht um meine Familie.
Der junge Arzt bemerkte meine Unruhe und erklärte mir, dass die Natur durch das Prinzip von Ying und Yang bestimmt wird. „Das Qi oder der Lebenshauch erfüllt als allumfassende Kraft alle belebte und unbelebte Natur und strömt durch ein System von Energiebahnen auch durch den menschlichen Körper." Ich habe erfahren, dass Ying und Yang durch eine falsche Lebensführung des Menschen gestört werden und dass man dies durch Akupunktur und eine Besserung der Lebensweise wieder beheben könne. Damit würden meine Selbstheilungskräfte gestärkt. Zum Abschluss hat mir Dr. Wong noch einen Tee aus verschiedenen Kräutern gemischt. „Dieser Tee bringt Ruhe und Hitze in den Körper. Das besänftigt Ihre Schmerzen." Außerdem hat er mir empfohlen, Qi Gong zu erlernen, eine chinesische Heilgymnastik.

5 **Nennen Sie verschiedene von außen einwirkende Krankheitsursachen und innere Faktoren, die eine Krankheit auslösen oder begünstigen können.**

Äußere Faktoren		Innere Faktoren
	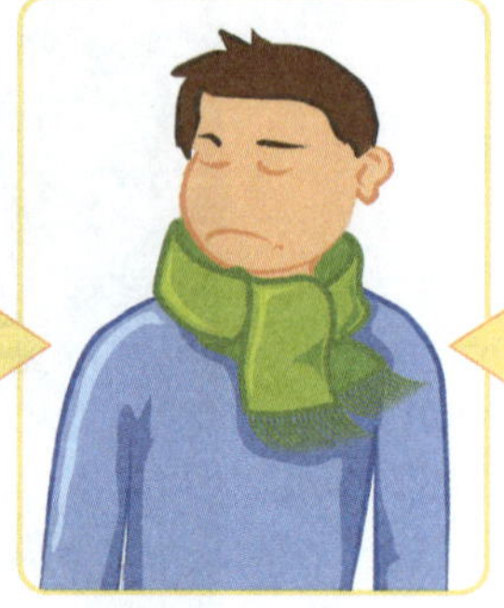 KRANKHEIT	

6 **In der Praxis begegnet Lisa auch Menschen mit Tumorerkrankungen, die sehr unterschiedliche Krankheitsbilder und Therapieformen nach sich ziehen. Dabei lernt sie, dass es unzählige Arten von Tumoren gibt und nicht alle bösartig sind.**

a) Entscheiden Sie, ob die folgenden Merkmale bei gutartigen Tumoren (G) oder bösartigen Tumoren (B) auftreten.

a) Gutartiger Tumor

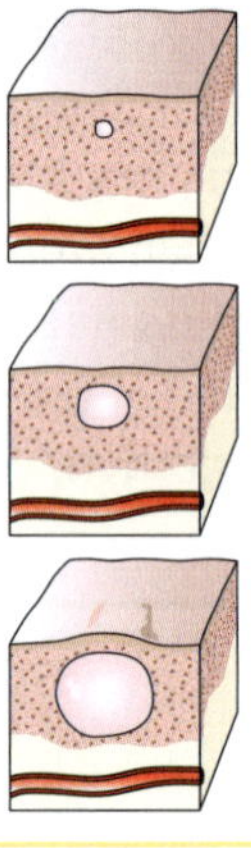

b) Bösartiger Tumor

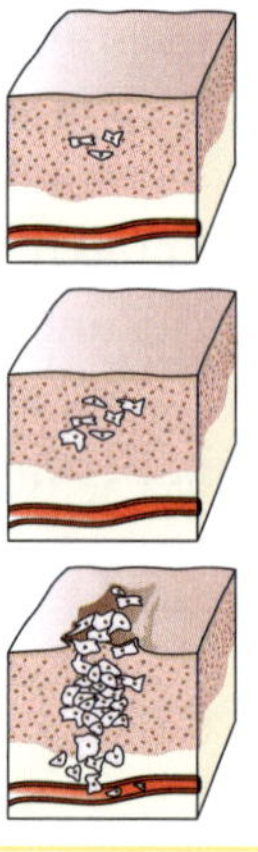

	wachsen langsam		bestehen aus normalen Zellen
	bilden Tochtergeschwülste (Metastasen)		haben unscharfe Gewebsränder
	verdrängen umliegendes Gewebe		wachsen häufig sehr rasch
	bestehen aus veränderten (entarteten) Zellen		wachsen in umliegendes Gewebe ein und zerstören es dabei
	bilden keine Metastasen		sind deutlich abgegrenzt

b) Welche Gedanken kommen Ihnen spontan beim Thema Krebs in den Sinn?

c) Welche Therapiemöglichkeiten finden derzeit bei Tumorerkrankungen Anwendung?

7 Schmerz gehört zu den häufigsten Beschwerden – nicht nur von Tumorpatienten.

a) Vervollständigen Sie den Lückentext zum Thema Schmerz mit den folgenden Begriffen:

seelische Verfassung • akuten • Knochen • oberflächlich • Erkrankung • Warnsignal • Kreislauf • Schmerzschwelle • dumpf • heftig • chronisch

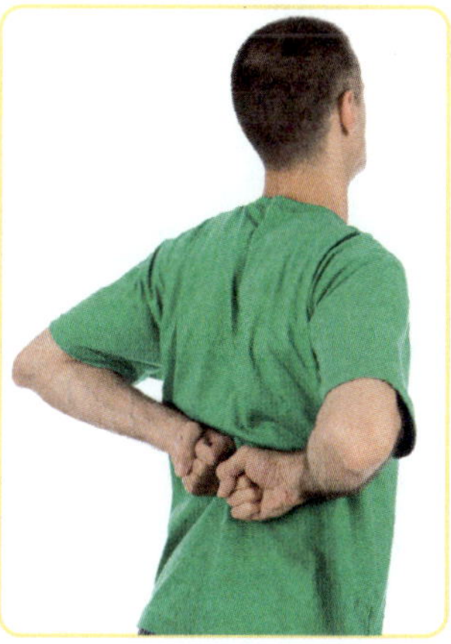

Schmerz selbst ist keine Krankheit, sondern ein ________. Es tritt auf, wenn Gewebe geschädigt wird. Diese ________ Schmerzen klingen ab, wenn die Schmerzursache behoben ist. Wenn Schmerzen dauerhaft auftreten, wird der Schmerz ________, wie z. B. im Falle des Rheumas. Wenn man sich schneidet oder verbrennt, ist der Schmerz ________. Sind tiefer liegende Gewebe wie Muskeln und ________ betroffen, wird der Schmerz als ________ erlebt. Sind innere Organe geschädigt (z. B. nach einem Herzinfarkt), sind die Schmerzen besonders ________. Oft ist dabei auch der ________ beeinträchtigt. Wie stark ein Patient den Schmerz erlebt, ist sehr unterschiedlich und hängt in erster Linie von seiner ________ ab. Aber auch die ________ beeinflusst das Schmerzerleben. Daneben bestimmt die individuelle ________, wie stark ein Schmerzreiz sein muss, ehe er unangenehm wahrgenommen wird.

b) Eine fachgerechte Begleitung ist für Schmerzpatienten sehr wichtig. Was können Sie tun, um Schmerzpatienten in ihrer unangenehmen Lage zu unterstützen?

8 **Lisa hat in ihrer nicht immer ganz stressfreien Arbeit in der Arztpraxis erfahren, wie zerbrechlich die Gesundheit eines Menschen im Alltag und wie wichtig daher Prävention ist.**

a) Erläutern Sie die Ziele der Prävention in den 3 Stufen und ordnen Sie ihnen die jeweiligen Maßnahmen zu.

	Ziel	Maßnahmen
1. Stufe		
2. Stufe		
3. Stufe		

b) Nennen Sie Lisa 5 Möglichkeiten, wie sie Stress und Belastungen vorbeugen kann.

c) Wie Lisa haben auch Sie einen individuellen Tagesrhythmus mit Hoch- und Tiefphasen. Skizzieren Sie in der folgenden Abbildung Ihre persönliche Leistungskurve und vergleichen Sie anschließend Ihre Ergebnisse in Kleingruppen.

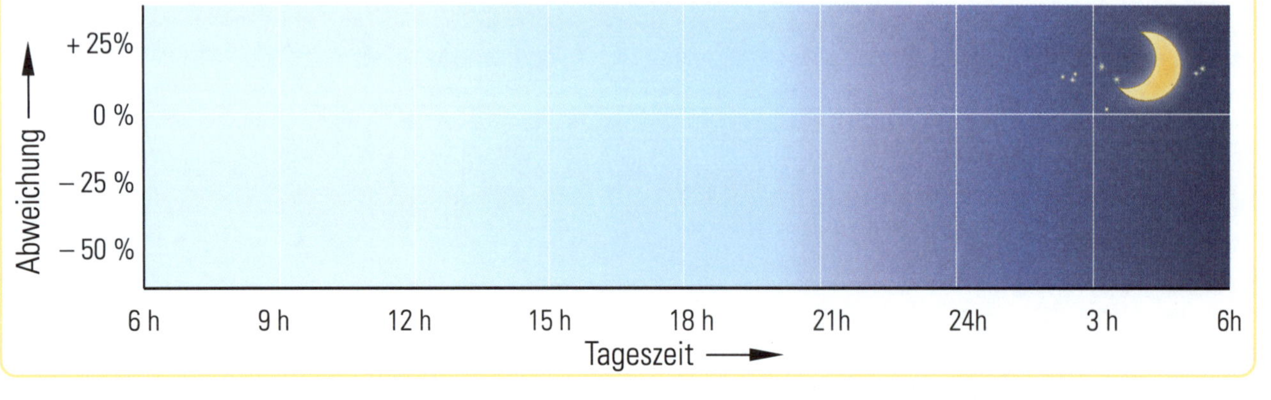

3 Das Arbeitsumfeld kennenlernen und gestalten

Für ein Praktikum im Bereich „Gesundheit und Pflege" bieten sich viele Einrichtungen des Gesundheitswesens an. Arzt- und Zahnarztpraxen, Krankenhäuser und Pflegeheime sowie die medizinischen Labore sind entsprechend ihrer jeweiligen Aufgabenfelder ganz unterschiedlich aufgebaut und ausgestattet. Dennoch gibt es hier auch grundlegende Gemeinsamkeiten im Arbeitsumfeld zu entdecken.

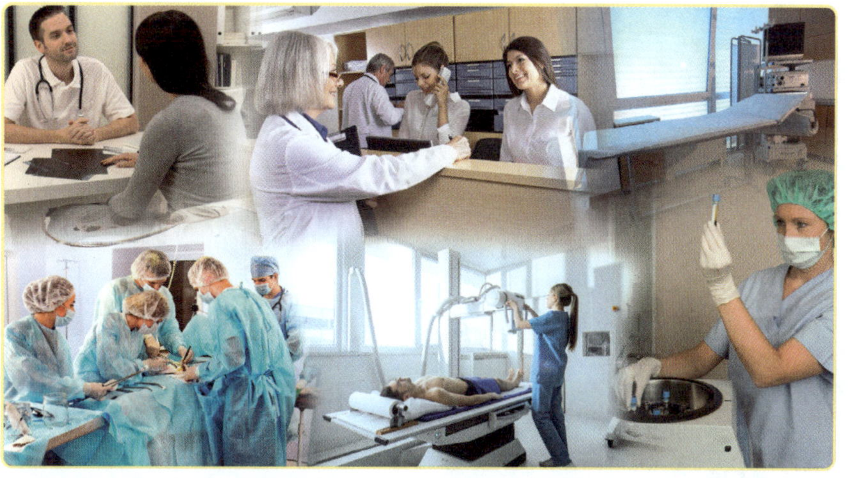

1 Vivian macht ihr Praktikum bei einem Facharzt für Chirurgie. Sie erklärt Ihnen bei einem Rundgang, dass es in jeder Arzt- oder Zahnarztpraxis 3 Funktionsbereiche gibt. Ordnen Sie den Bereichen entsprechende Räume einer Praxis zu.

- klinischer Bereich:
- nicht klinisch genutzter Bereich:
- technischer Bereich:

2 Welche Anforderungen sind an die Einrichtung klinisch genutzter Räume zu stellen?

3 Mohammad arbeitet während seines Praktikums in einem Alten- und Pflegeheim. „Die Bewohner finden die Kranken- und Pflegezimmer gerade am Anfang oft recht steril und wenig wohnlich, aber andererseits müssen auch fachliche Aspekte und die Bedürfnisse der Pflegenden beachtet werden."

a) Welche Wünsche und Bedürfnisse hat ein Patient bei der Einrichtung des Krankenzimmers? Welche Kriterien sind aus der Sicht der Pflegepersonen für ihre Arbeit und die Gesundheit des Patienten wichtig?

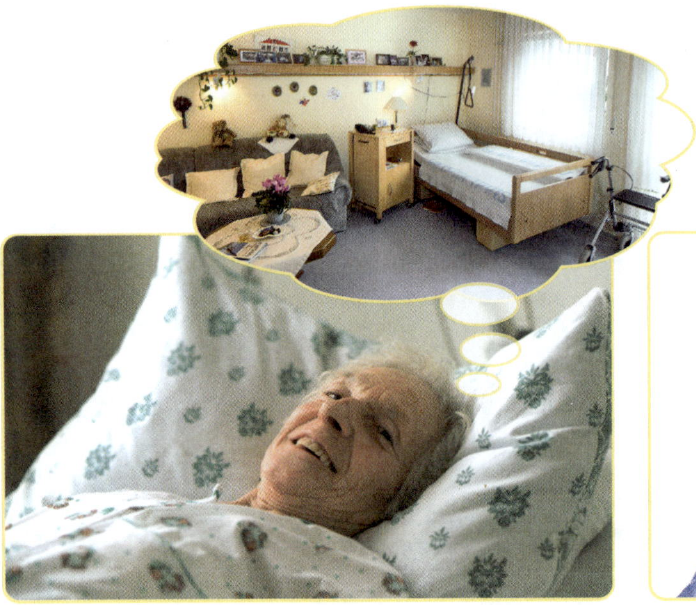

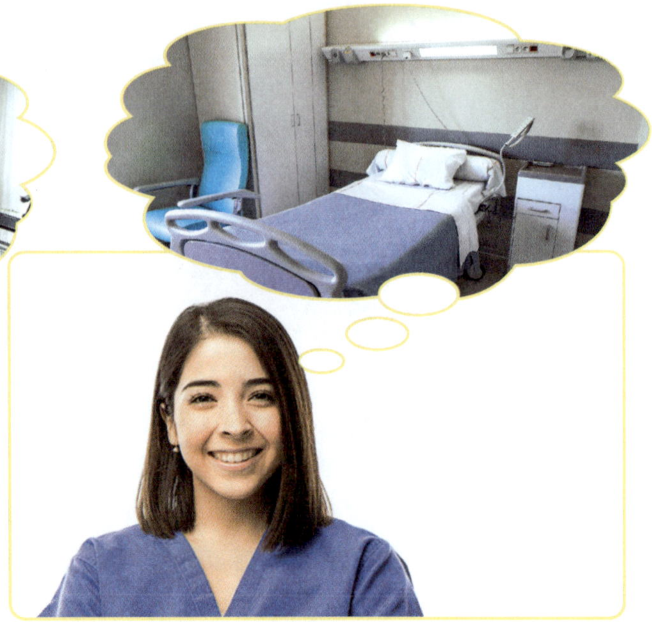

Wünsche des Patienten	Kriterien der Pflegeperson

b) Um die Selbstständigkeit von Menschen mit Behinderung zu gewährleisten, muss bei der Gestaltung des Lebensumfelds auf einige Dinge geachtet werden. Was sollten Sie bezüglich der folgenden Hindernisse beachten?

- Eingänge
- Treppen
- Einrichtung des Raums
- Zimmertüren
- Arbeitsflächen
- Bedienelemente (Schalter, Steckdosen)
- WC und Bad

4 Lukas möchte später einmal Medizinisch-technischer Assistent (MTA) werden und interessiert sich daher besonders für die Arbeit mit Proben und Geräten im medizinischen Labor.

a) Welche Probenmaterialien werden in medizinischen Laboren untersucht?

b) Das Mikroskop ermöglicht die Betrachtung der für das menschliche Auge unsichtbaren Strukturen (z.B. Blutkörperchen). Beschreiben Sie den Aufbau des Gerätes, indem Sie die folgenden Begriffe in die Abbildung richtig einfügen:

Tubus • Okkular • Lichtquelle • Objekttisch • Objektrevolver • Objektträger • Fein- und Grobtriebschrauben

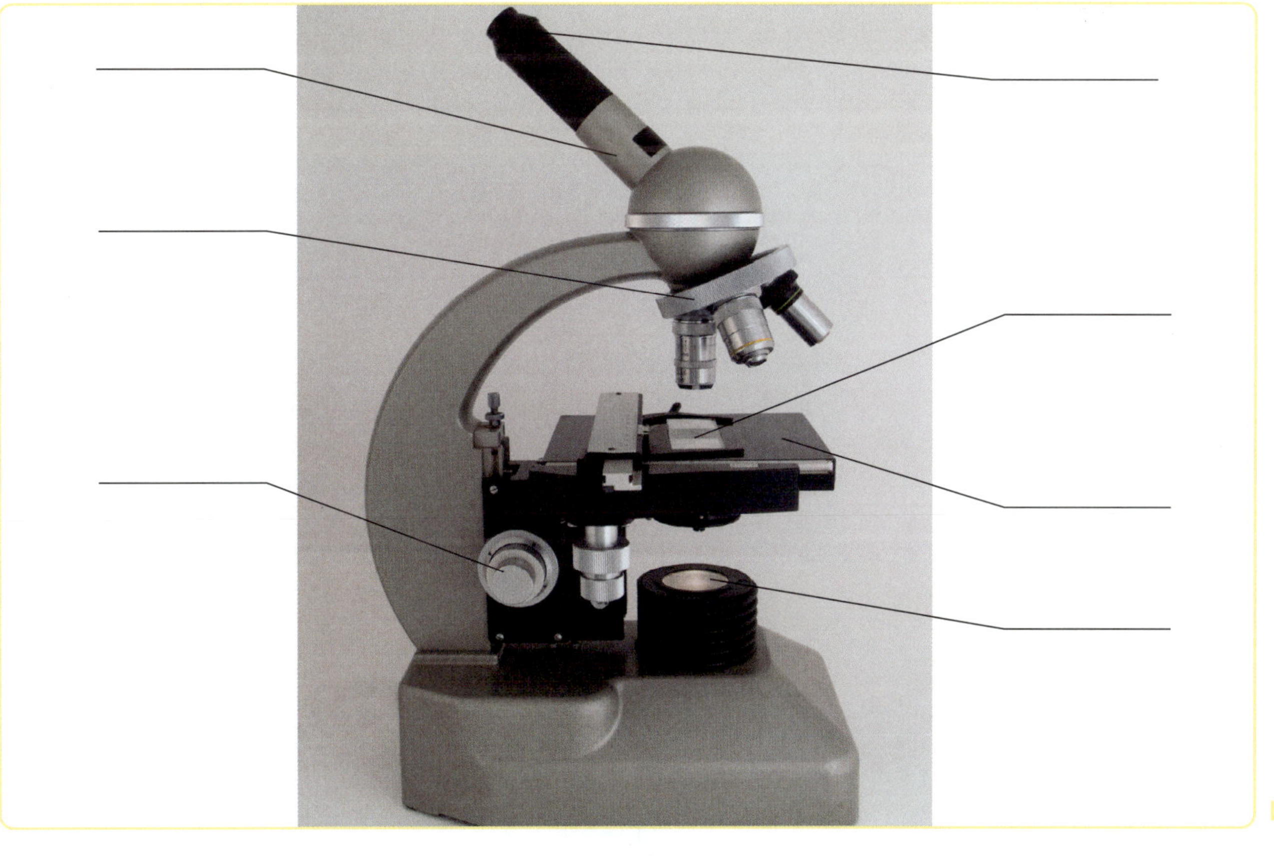

c) Welche wichtigen Untersuchungen werden an Blutproben durchgeführt?

5 Emily ist schwanger und wird in Kürze ihr erstes Kind zur Welt bringen. Deshalb wird es höchste Zeit, einen Raum für das Baby vorzubereiten. Da Emily noch etwas unsicher ist, wendet sie sich mit der Bitte um einige gute Ratschläge an Sie. Schreiben Sie der zukünftigen Mutter einen kurzen Brief, in dem Sie ihr erläutern, auf welche Dinge sie bei der Einrichtung eines Säuglingszimmers achten sollte.

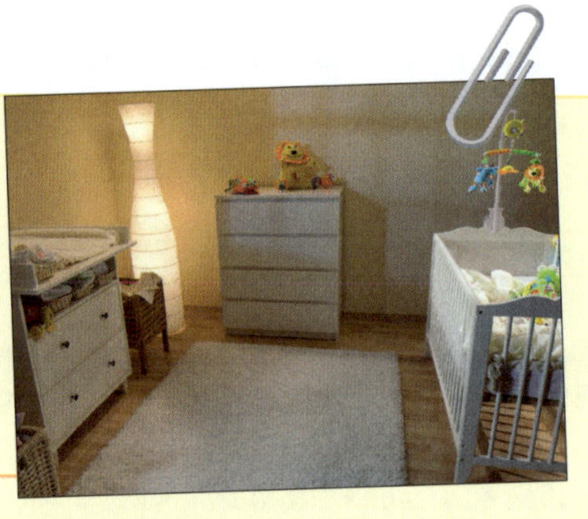

Liebe Emily,
da wir in der Schule gerade das Thema Säuglingszimmer durchgenommen haben, möchte ich Dir hier Tipps für die Einrichtung des Zimmers für Dein Baby geben.

4 Das Praktikum

1 Nelia Silva ist 17 Jahre alt und besucht die Berufsfachschule für Gesundheit und Pflege. Im Herbst ist ein zweiwöchiges Praktikum vorgesehen. Sie macht sich Gedanken darüber, ob sie es besser in einem Krankenhaus, in einer Arztpraxis oder in einem Seniorenheim absolvieren soll. Je länger sie grübelt, umso mehr Erinnerungen an vergangene Praktika und Nebenjobs kommen in ihr hoch. Sie hat nämlich schon gute und weniger gute Erfahrungen gemacht.

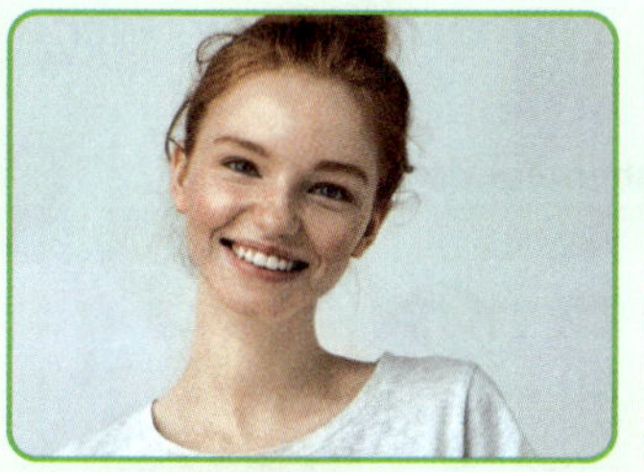

a) Wo haben Sie bereits ein Praktikum absolviert?

b) Wie lange dauerte das Praktikum?

c) Beschreiben Sie Ihre Aufgaben.

d) Was hat Ihnen an dem Praktikum gefallen?

e) Was hat Ihnen an dem Praktikum nicht gefallen?

f) Gab es Probleme während des Praktikums? Wenn ja, welche? Erklären Sie, worin die Ursachen für die Probleme lagen.

2 **Nelia weiß, dass für bestimmte Berufe auch bestimmte Charaktereigenschaften erforderlich sind. Sie überlegt: „Über welche Charaktereigenschaften verfüge ich eigentlich? Welche dieser Eigenschaften sind für mein Praktikum hilfreich?"**

a) Kreuzen Sie 6 Eigenschaften an, die Sie für Ihr zukünftiges Praktikum für wichtig halten. Streichen Sie 3 Eigenschaften durch, die Ihnen die Arbeit erschweren würden.

abenteuerlustig

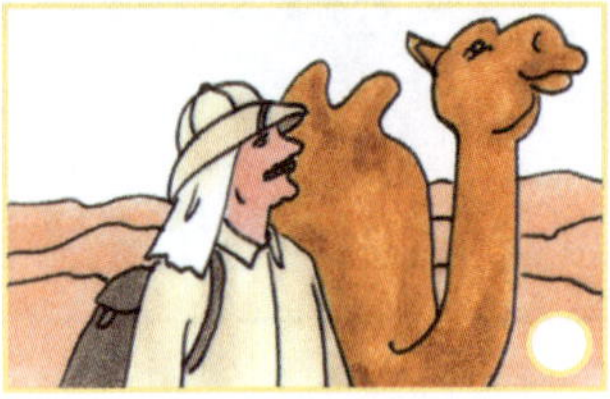

aktiv

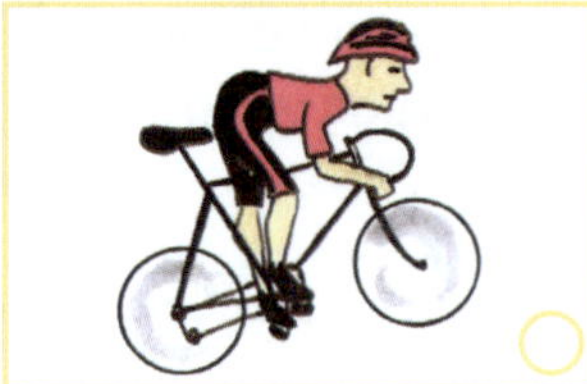

attraktiv

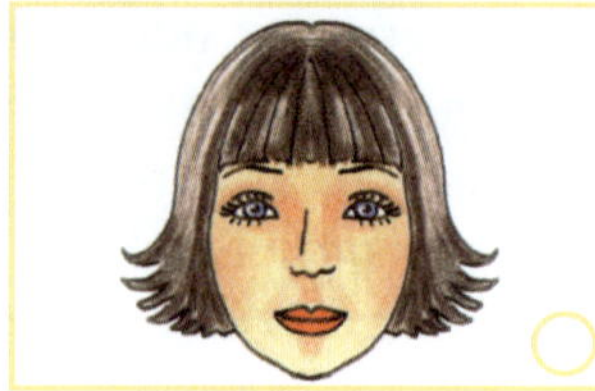

ausdauernd

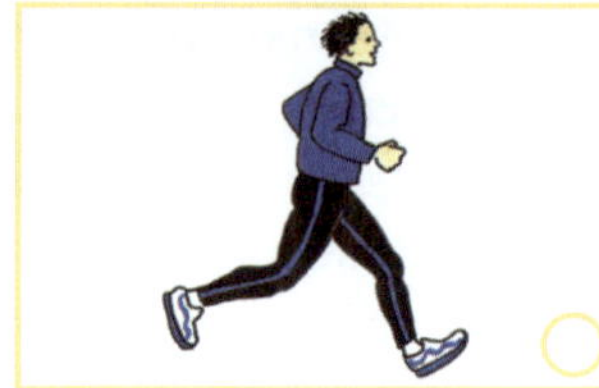

dickhäutig

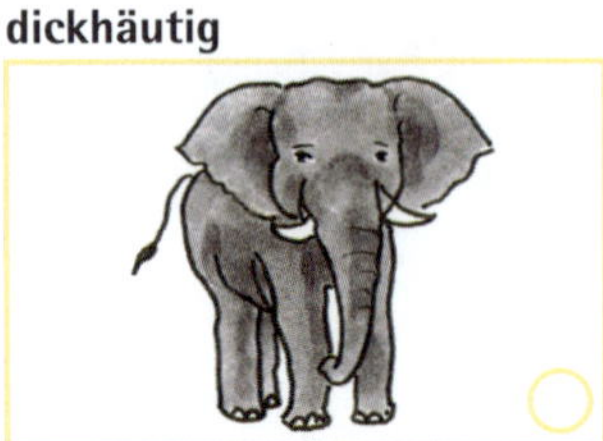

dominant

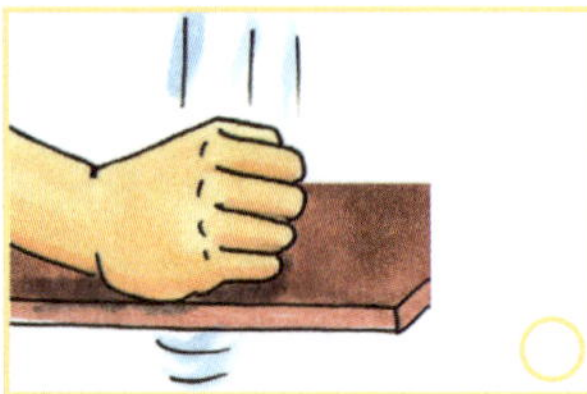

eigensinnig

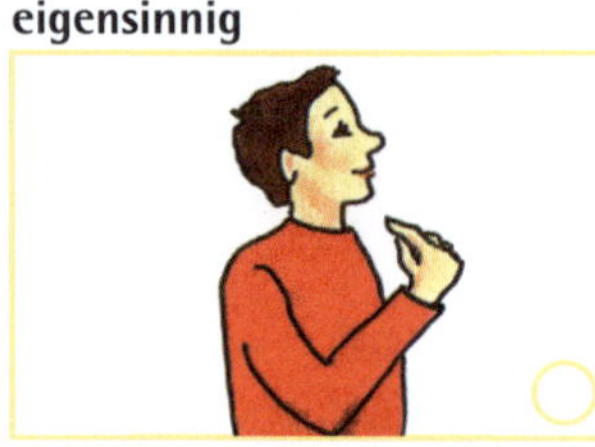

eitel

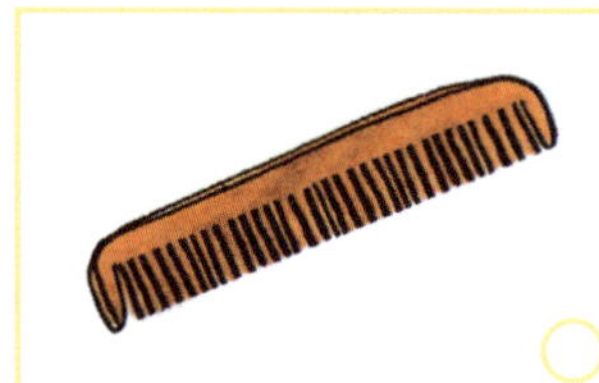

emotional

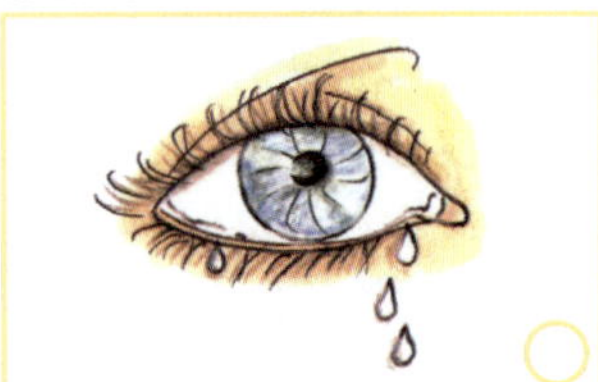

freundlich

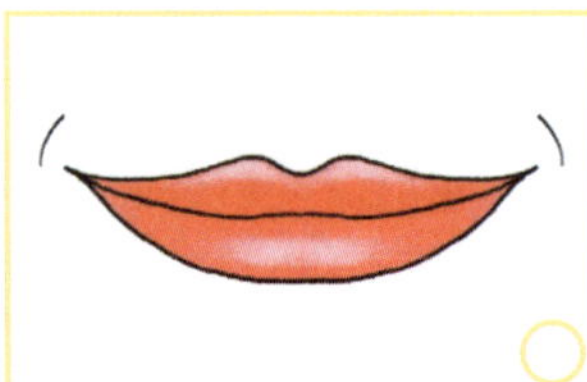

hilfsbereit

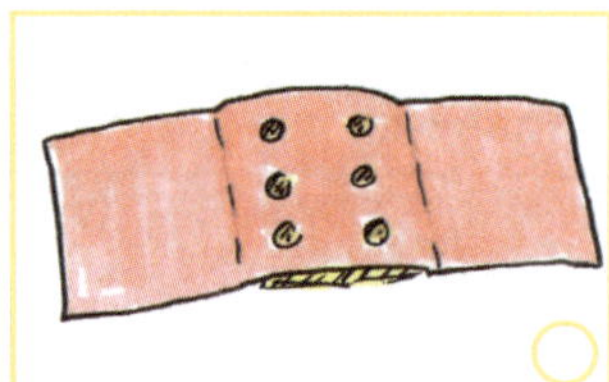

ideenreich

klug

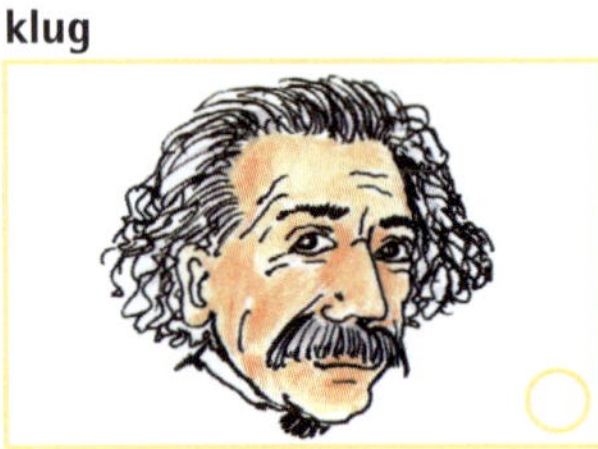

kontaktfreudig

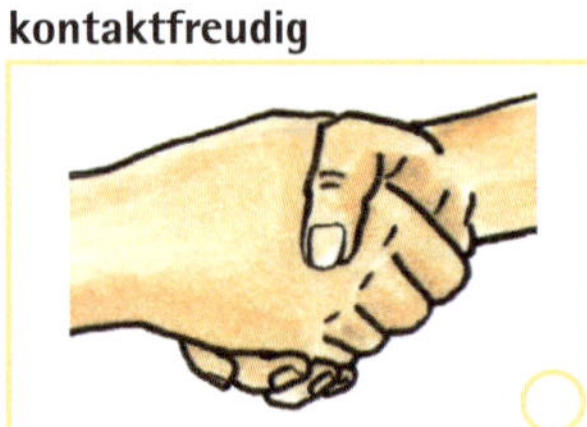

leichtsinnig

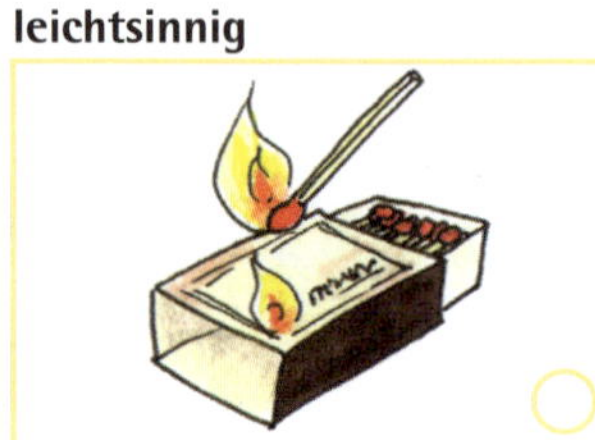

nachdenklich

neugierig

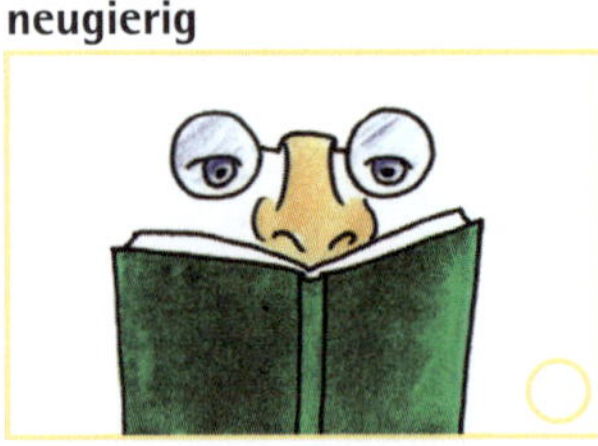

praktisch

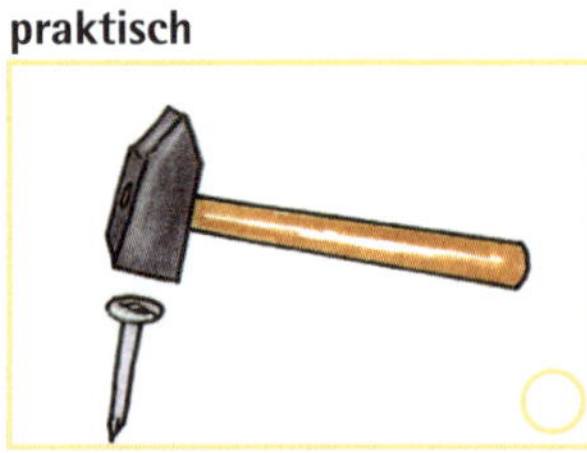

selbstsicher

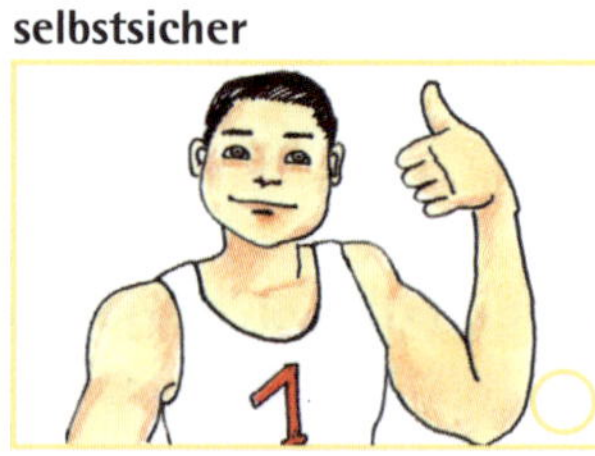

sportlich

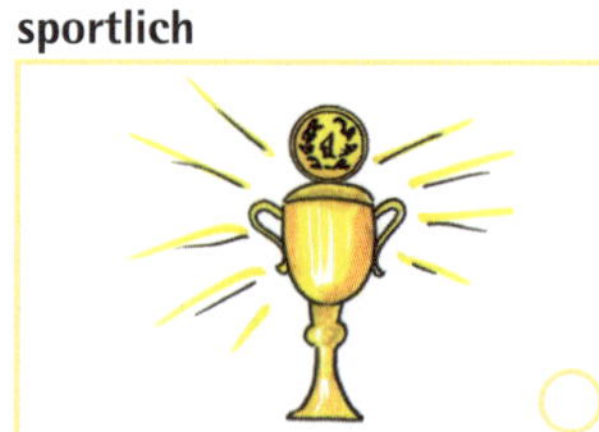

unabhängig

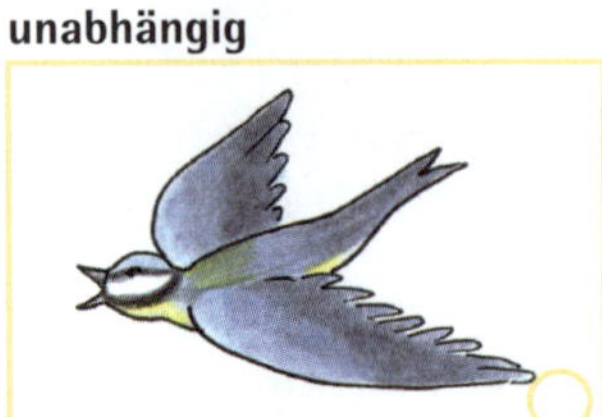

unkompliziert

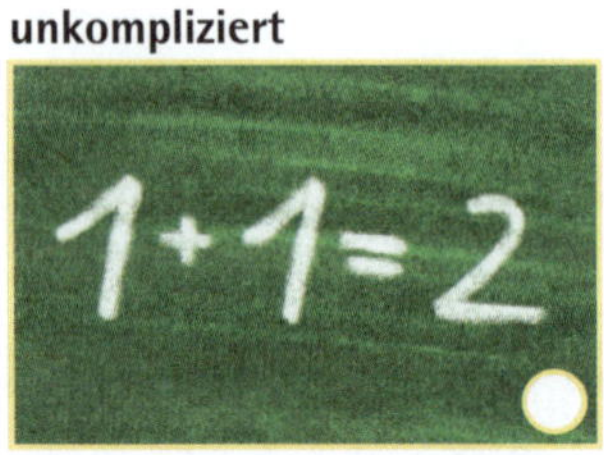

verständnisvoll

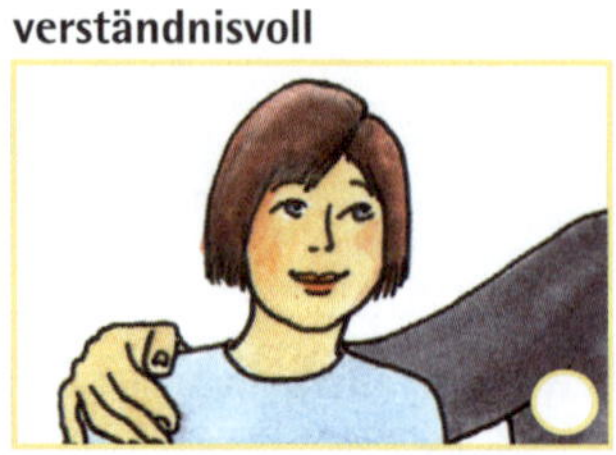

verträumt

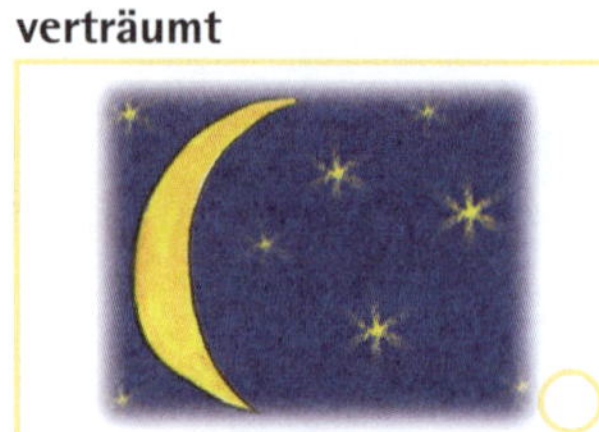

b) Diskutieren Sie Ihre Ergebnisse in der Klasse.

c) **Wählen Sie nun 3 der 6 Eigenschaften aus, die Sie für Ihr Praktikum für hilfreich halten. Notieren Sie, wie Sie im Praktikum anderen Menschen durch verbale oder nonverbale Signale zeigen können, dass Sie über die gewünschten Eigenschaften verfügen.**

Die gewünschte Eigenschaft …	**… zeige ich durch verbale oder nonverbale Signale, indem ich …**
Beispiel: verständnisvoll	• dem anderen zuhöre. • den Gesprächspartner ansehe, wenn er mit mir spricht.

3 Nach Gesprächen mit ihren Eltern und Freundinnen hat sich Nelia entschieden, sich um ein Praktikum in einer Arztpraxis zu bemühen.

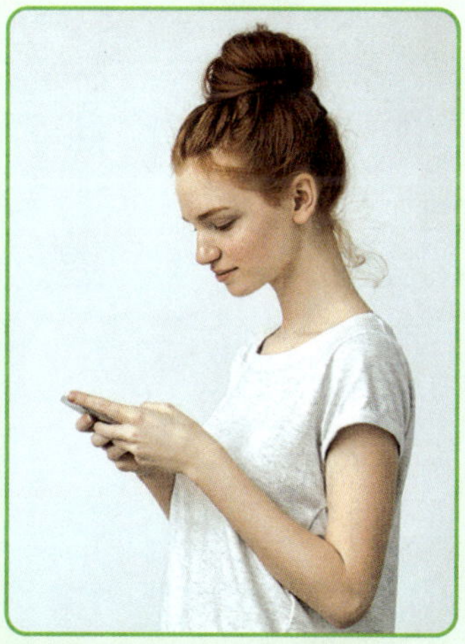

Frau Schultz: Praxis Dr. Strathmann, mein Name ist Schultz, was kann ich für Sie tun?
Nelia: Ja, hallo, hier Nelia. Ich wollte Sie mal fragen, ob ich ein Praktikum bei Ihnen machen kann.
Frau Schultz: Frau Nelia, in welchem Zeitraum …
Nelia: Ich heiße nicht Frau Nelia, ich heiße Nelia Silva!
Frau Schultz: Gut, Frau Silva, also wann möchten Sie Ihr Praktikum bei uns absolvieren?
Nelia: Ja, also, meine Lehrerin hat gesagt, ich muss 1 Woche in den Herbstferien und 1 Woche davor.
Frau Schultz: Ich kann Sie so schlecht verstehen, Frau Silva, es ist so laut bei Ihnen!
Nelia: Tut mir leid, hier ist so viel Verkehr auf der Straße.
Frau Schultz: Okay. Können Sie mir das genaue Datum sagen, Frau Silva? Und wie lange das Praktikum dauern soll? Dann kann ich nachsehen, ob zu dem Zeitpunkt schon Praktikanten bei uns sind.
Nelia: Soll so ungefähr ab Montag sein, also der Montag in der Woche bevor die Ferien losgehen, müsste der 15. Oktober oder so sein. Und dann bis Mitte der Ferien, also Ende Oktober. Können aber von mir aus auch die 2 Wochen vor den Ferien sein, wissen Sie, Schule ist sowieso nicht so mein Ding. Ich kann Ihnen aber auch was zuschicken, kurze Bewerbung oder so, dann sehen Sie ja, wann ich will. Oder soll ich vorbeikommen? Am besten vormittags!
Frau Schultz: …

a) Notieren Sie Nelias Fehler bei der telefonischen Bewerbung um einem Praktikumsplatz.

Beispiel: Sie hat sich nicht mit ihrem vollständigen Namen gemeldet.

b) Formulieren Sie ein Gespräch, in dem Nelia die Regeln für eine telefonische Bewerbung beachtet.

4 **Die Arbeit im Team fällt Ihnen leichter, wenn Sie einige Tipps während des Praktikums berücksichtigen. Verbinden Sie dazu die folgenden Aussagen mit den passenden Verben.**

A	Worte wie „Bitte“ und „Danke“ möglichst …	auftreten.
B	Gegenüber Patienten, Kollegen und Vorgesetzten sollten Sie …	anbieten.
C	Tätigkeiten und Abläufe während der Arbeit sollten Sie …	weitergeben.
D	Es macht einen guten Eindruck, wenn Sie sich für Arbeiten, die Sie durchführen könnten, freiwillig …	nachfragen.
E	Auch wenn manche Arbeiten unangenehm erscheinen, sollten Sie zu deren Durchführung …	genau beobachten.
F	Wenn Ihnen nicht klar ist, wie oder warum etwas getan wird, können Sie immer …	oft benutzen.
G	Es ist wichtig, dass Sie niemals besserwisserisch …	bereit sein.
H	Wegen der Schweigepflicht dürfen Sie Daten über Patienten niemals an Dritte …	freundlich auftreten.

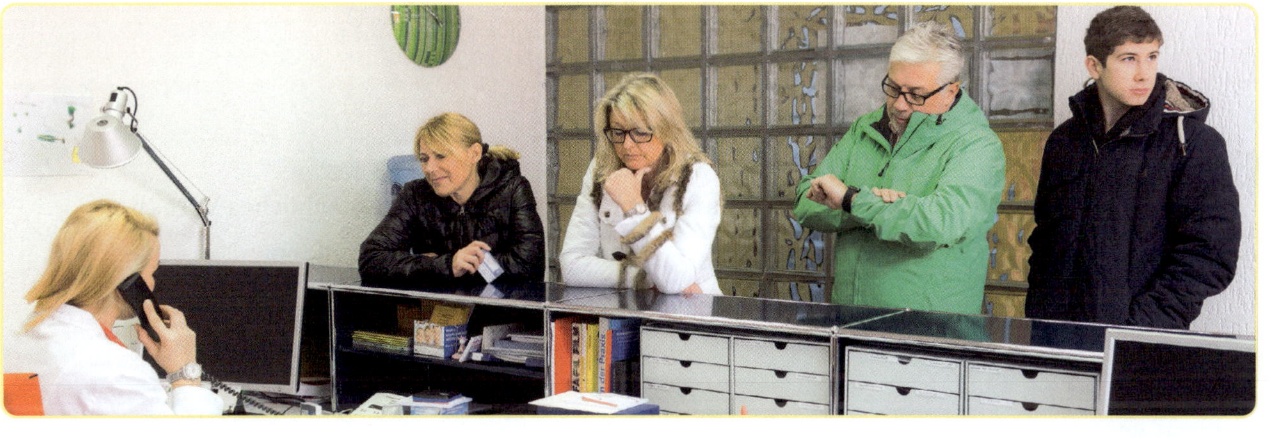

5 Mit Menschen kommunizieren

1 Jenny und Nina arbeiten als medizinische Fachangestellte (MFA) in der Praxis von Frau Dr. Behrens. Jenny hat vor zwei Jahren ihre Ausbildung beendet. Sie mag den Kontakt mit „ihren Patienten" und die täglichen neuen Herausforderungen, die der Beruf mit sich bringt. Auch wenn der Job manchmal nervenaufreibend ist.
Nina ist eine erfahrene und die dienstälteste MFA der Praxis. Vor einigen Wochen hat sie sich von ihrem Mann getrennt und lebt nun mit ihrer Tochter Alina allein. Sie wirkt auf Jenny zurzeit ziemlich gestresst. Heute betritt Herr Berger die Praxis von Frau Dr. Behrens.
Beschreiben Sie mögliche Stimmungen und Informationen, die er an der Mimik und Gestik von Jenny (links) und Nina (rechts) erkennen kann.

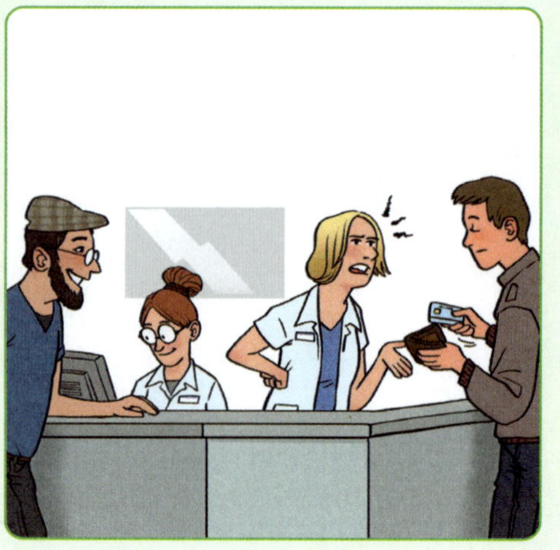

a) Wenn er Jenny sieht, denkt Herr Berger:

Beispiel: „Der Beruf macht ihr Spaß."

b) Wenn er Nina sieht, denkt Herr Berger:

2 Ein Sprichwort sagt: „Wie man in den Wald hineinruft, so schallt es heraus."
Erläutern Sie das Sprichwort in Bezug auf Jennys und Ninas körpersprachliches Verhalten gegenüber Patienten.

3 **Dass es Nina nicht so gut geht, hat Jenny schon seit einiger Zeit auch an ihrer Körpersprache bemerkt. Notieren Sie mögliche Bedeutungen der folgenden nonverbalen Äußerungen.**

Nonverbale Äußerung	Mögliche Bedeutungen
blass werden	erschrecken, Angst haben, wütend sein
erröten	
auf die Lippen beißen	
mit den Fingern auf den Tisch klopfen	
ineinander verschlungene Finger/Hände	
Hände in die Hüfte gestemmt	
Achselzucken	
um die Stuhlbeine verschlungene Füße	
aufgerissene Augen	
starre, steife Körperhaltung	

4 **Im Sozialraum der Praxis von Frau Dr. Behrens gibt es unter den MFA's manchmal die gleichen Probleme wie zuhause: „Wer räumt die Spülmaschine aus?", „Wer trägt den Müll raus?" Übertragen Sie mithilfe des Grundmodells der Kommunikation die folgende Gesprächssituation in das Schema.**

Im Sozialraum • „Nein, nicht schon wieder ich!" • gesprochene Sprache • Nina • Jenny • „Heute räumst du aber mal die Spülmaschine aus."

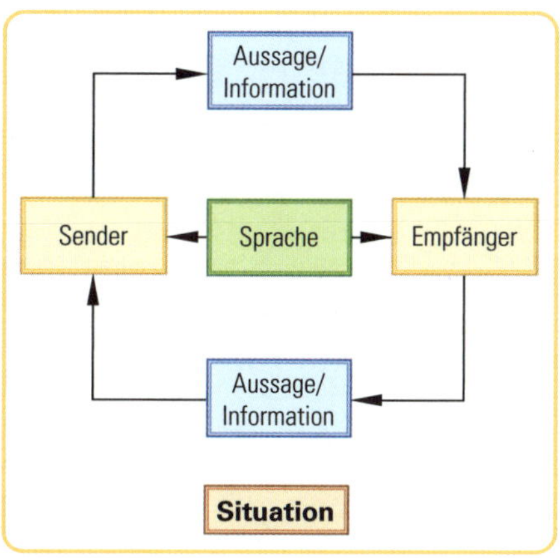

Grundmodell der Kommunikation

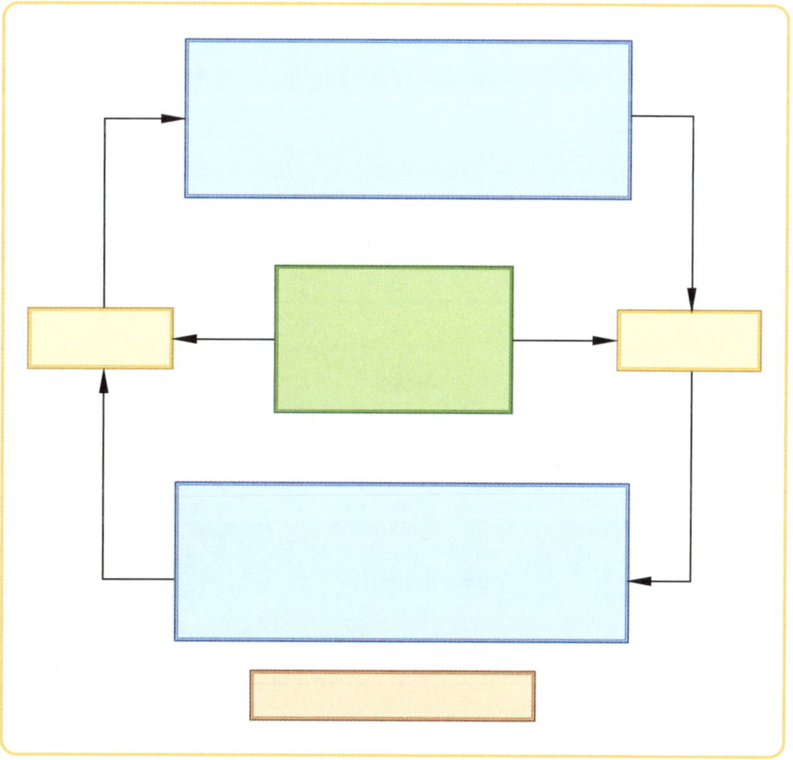

5 **Herr Berger steht an der Anmeldung vor Jenny und sagt zu ihr: „Oh, ich habe solche Schmerzen!" Vervollständigen Sie das Schema der 4 Botschaften eines Senders.**

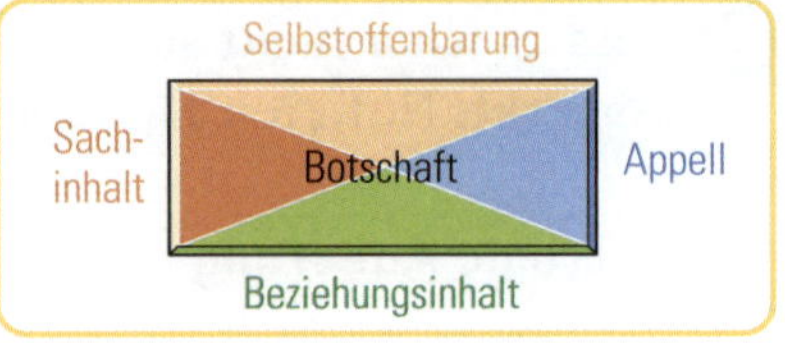

Die 4 Botschaften des Senders

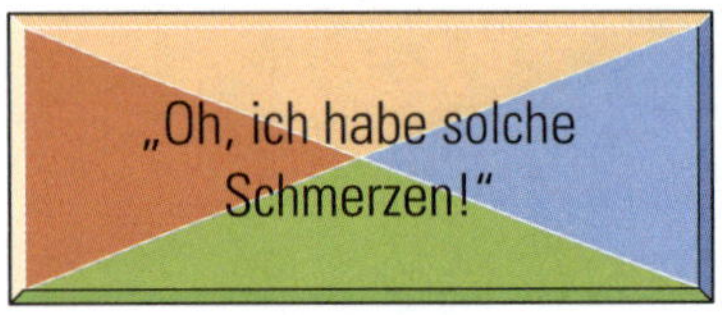

6 **Versetzen Sie sich in die Situation von Jenny im Gespräch mit Herrn Berger und vervollständigen Sie das Schema der 4 Ohren der Empfängerin.**

Sachohr
„Ursula ist krank,
wir brauchen Ersatz."

Selbstoffenbarungsohr
„Sie weiß nicht weiter."

Frau Dr. Behrens sagt zu Nina: „Ursula hat sich heute krank gemeldet, für morgen brauchen wir noch jemanden, der für sie den Frühdienst übernimmt."

Beziehungsohr
„Sie hofft auf mein
Verständnis und meine Hilfe."

Appellohr
„Ich soll den
Dienst übernehmen."

Die vier Ohren des Empfängers (Beispiel)

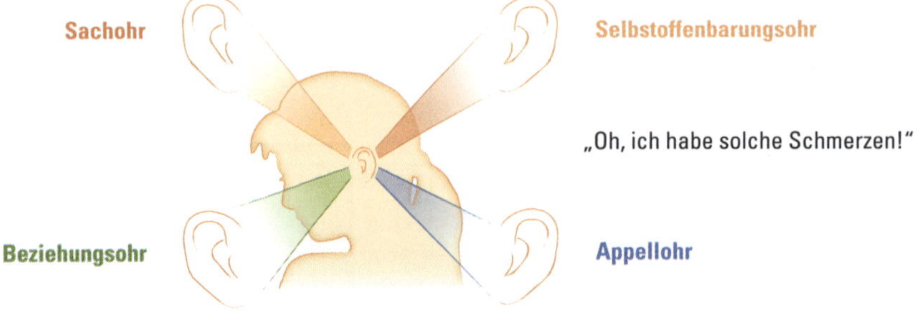

7 Herr Makeyn ist Patient von Frau Dr. Behrens. Nach der Operation eines Hirntumors muss er heute noch eine letzte Untersuchung im Kernspintomografen durchführen lassen. Sie soll bestätigen, dass sein Hirntumor verschwunden ist. Und dann darf er nach vielen Wochen erstmals das Krankenhaus verlassen. Endlich zurück nach Hause. Das Gerät ist laut, aber der Kopfhörer verschafft ihm ein wenig Ruhe. Herr Makeyn lächelt und freut sich auf zu Hause.

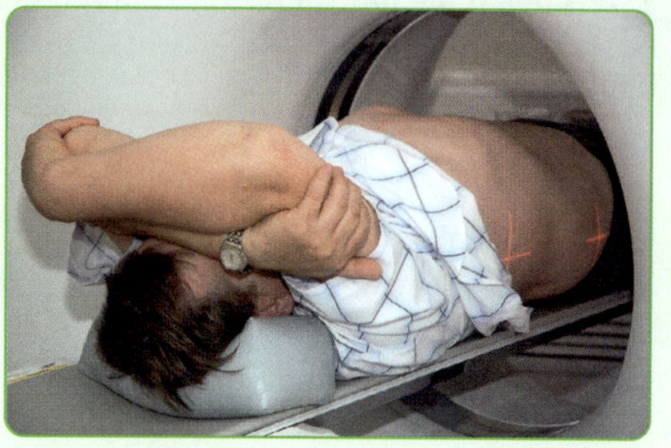

Als nächster Patient ist Herr Bodde für die Kernspintomografie vorgesehen. Vielleicht bestätigt die Untersuchung den Verdacht auf einen Tumor. Schweiß steht auf seiner Stirn. Und von diesem Gerät hat er schon schlimme Geschichten gehört. Tatsächlich: Der Lärm ist unerträglich. Herr Bodde hat Angst …

a) Beschreiben Sie die Empfindungen beider Patienten während der Untersuchung.

b) Worin vermuten Sie die Ursachen für die unterschiedliche Wahrnehmung?

c) Beschreiben Sie eine Situation aus Ihrem Leben, die von Ihnen ganz anders erlebt bzw. wahrgenommen wurde als von einer anderen Person.

8 **Verbinden Sie die Tipps zum Zuhören bei Gesprächen mit den passenden Begründungen.**

Tipps zum Zuhören		Begründungen
A	Augenkontakt mit dem Sprechenden halten.	So werden Missverständnisse vermieden.
B	Türen schließen, Radio abschalten.	Ansonsten wirken Sie „besserwisserisch".
C	Geben Sie Rückmeldungen über das, was Sie verstanden haben.	Damit er das Gefühl hat, dass ihm zugehört wird.
D	Versuchen Sie, nicht immer das letzte Wort zu haben.	Das erleichtert die Konzentration.
E	Überlegen Sie nicht schon während der andere noch redet, was Sie als Nächstes sagen wollen.	So vermeiden Sie einen Streit.
F	Lassen Sie sich durch Worte des Gesprächspartners nicht provozieren.	Denn das lenkt vom Zuhören ab.

9 **Nicht nur in der Praxis, auch zu Hause verliert Nina immer häufiger die Nerven, weil ihre privaten Probleme sie sehr belasten. Eines Tages kommt es in der Küche zu folgender Auseinandersetzung zwischen Nina und ihrer Tochter Alina:**
„Also, Alina, so geht das hier nicht weiter. Ich mache für dich jeden Tag die Wäsche und putze im Haus und du bist nicht einmal bereit, mir ein bisschen zu helfen. Nie räumst du die Spülmaschine aus. Den Müll hast du schon seit ewigen Zeiten nicht mehr heruntergebracht. Meine Rückenschmerzen kommen nur daher, weil du mich wie eine Sklavin behandelst.
Ich muss für dich immer die Drecksarbeit machen. Wenn das nicht bald anders wird, kürze ich dir das Taschengeld. Dann kannst du sehen, wie du deine Handyrechnung bezahlst."

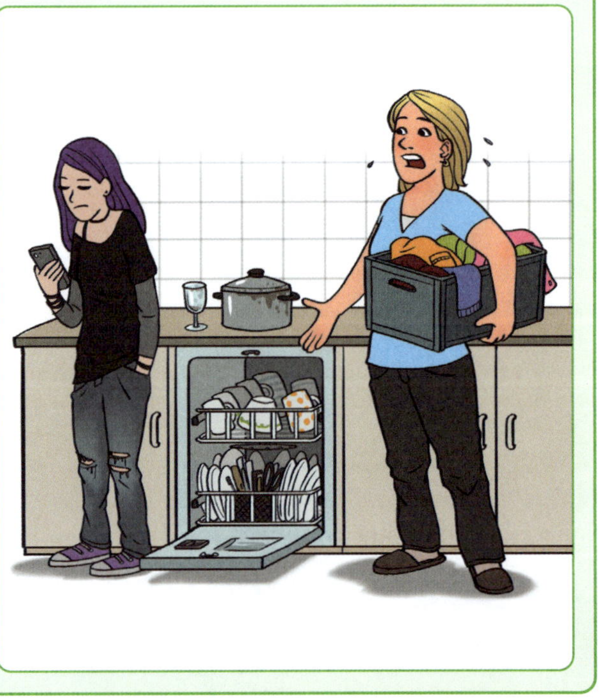

a) Notieren Sie Worte und Aussagen aus dem Beispiel, die für die Durchsetzung von Interessen ungeeignet sind. Begründen Sie.

Aussage	ist ungeeignet, weil ...

b) Formulieren Sie die Aussage von Alinas Mutter mithilfe der „PAC-Methode" um:

Problem benennen:

Anliegen benennen:

Checken:

10 Auch Frau Dr. Behrens ist aufgefallen, dass Nina in letzter Zeit schlecht gelaunt ist. Patienten haben sich im Gespräch mit ihr bereits negativ über die Mitarbeiterin geäußert. Nach einem ausführlichen Gespräch mit Nina über die Ursachen ihres Verhaltens gibt sie ihr eine Broschüre, in der wichtige Kommunikationsregeln zusammengefasst sind. Unter anderem liest Nina darin einen Text zur PAC-Methode. Ergänzen Sie den Text über die PAC-Methode mit den folgenden Begriffen:

Menschen • sagen • Verhalten • Problem • aufmerksam machen • anwenden • angreifen • Bild • Gesprächspartner • vermitteln

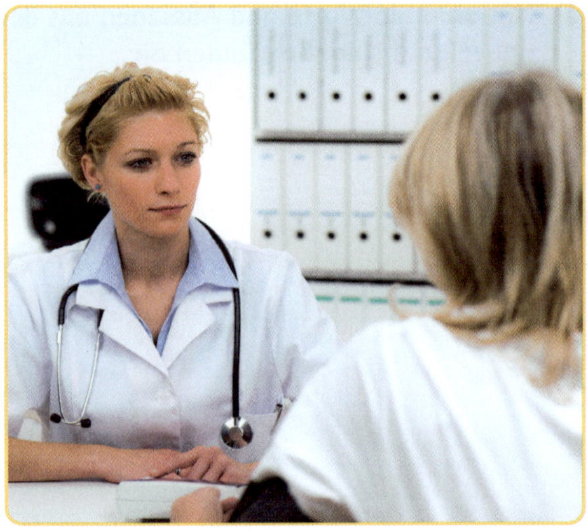

P – Problem benennen
A – Anliegen benennen
C – Checken

Sie vermitteln ein negatives ________ von sich selbst, wenn Sie einen anderen ________ ________. Die Wahrscheinlichkeit, dass der Angegriffene sein ________ nun ändert, wird dadurch geringer. Wenn Sie den Betreffenden aber freundlich und bestimmt auf ein ________ ________, ________ Sie Ihrem ________ ein positives Bild von sich selbst. Die Wahrscheinlichkeit, dass der andere sein Verhalten ändert, steigt. Außerdem sind Sie mit sich selbst zufriedener. Die PAC-Methode kann jeder leicht ________. Mit ihrer Hilfe können Sie deutlich ________, was Sie stört und was Sie tatsächlich vom anderen erwarten. Nach dem Motto: Nicht angreifen – an**PAC**ken!

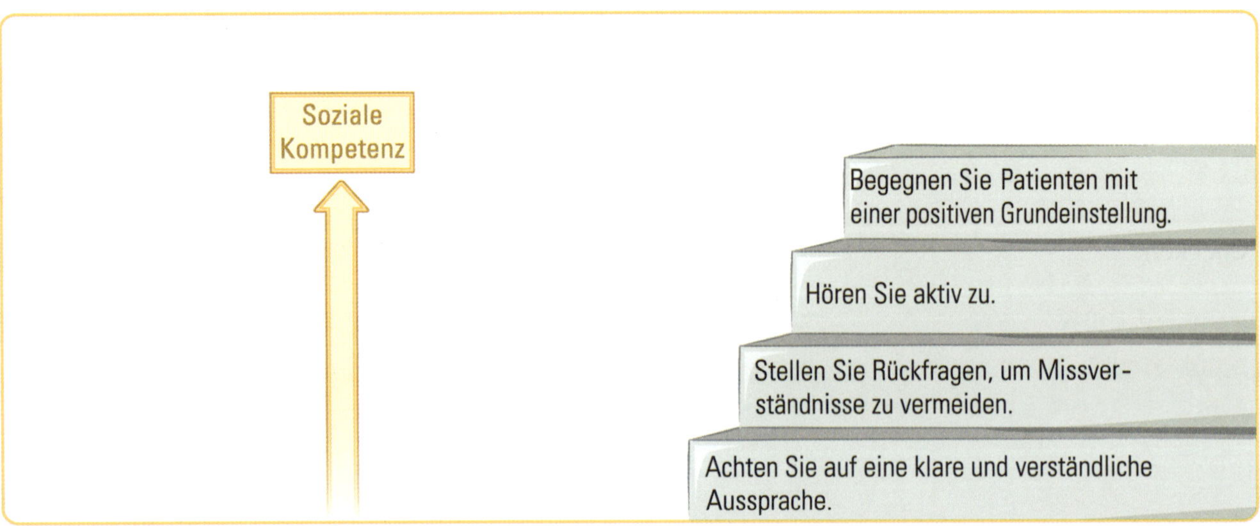

Gesprächsgrundsätze

6 Den Aufbau und die Steuerung des Körpers kennenlernen

Sagt der Patient zu seinem Arzt: „Herr Doktor, ich höre Stimmen, obwohl sonst niemand im Raum ist!" Antwortet der Arzt: „Dann stellen Sie doch einfach Ihren Fernseher leiser." Zugegeben, die Witze, die der Arzt und Comedian in seiner TV-Show am Samstagabend macht, waren auch schon mal besser. Aber das nehme ich in Kauf, denn bei der Quizsendung erfahre ich interessante Details und Kurioses zum menschlichen Körper. Samstag-Abend-Unterhaltung ist zwar keine seriöse Informationsquelle, aber immerhin: Ich hätte sonst nicht gewusst, dass die meisten Zellen im Körper sich fortbewegen, indem sie aus ihrer Membran heraus kleine Fasern herausschieben, mit denen sie rudernde Bewegungen vollziehen. Danach habe ich mir im Biologiebuch die Zelle nochmal genauer angesehen.

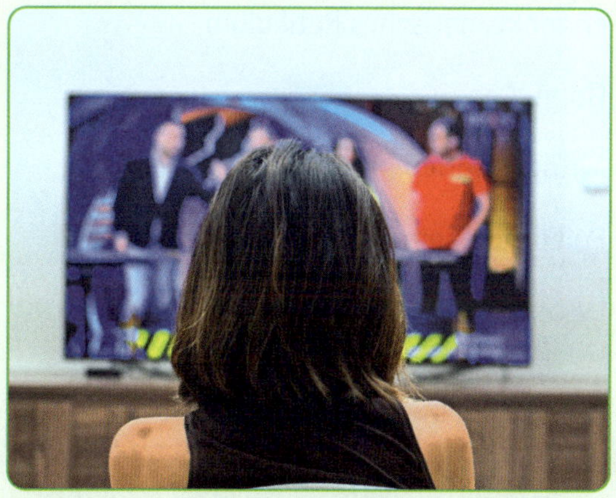

1 a) **Beschriften Sie auf dem folgenden Bild die Bestandteile der Zelle.**

b) **Benennen Sie die 5 wichtigsten Fähigkeiten menschlicher Zellen.**

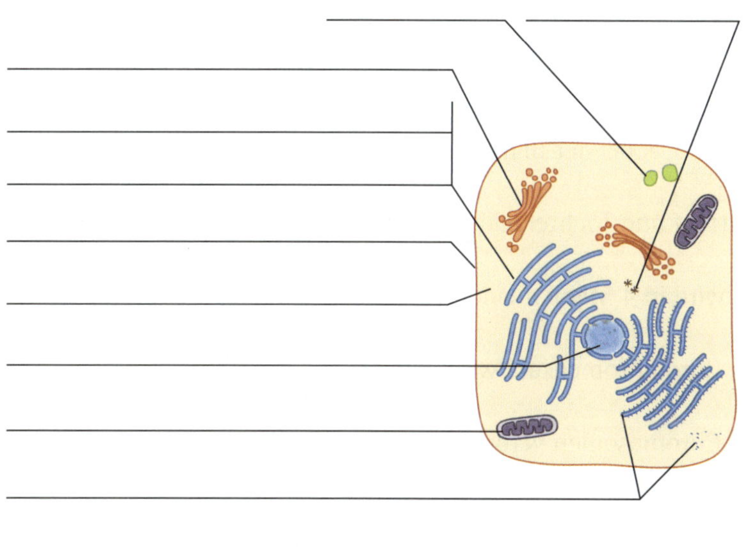

2 **Auch über die Chromosomen habe ich bei der Gelegenheit einiges gelesen. Zum Beispiel, dass sie die DNA enthalten. DNA? Das heißt „deoxyribonucleic acid", auf Deutsch: „Desoxyribonukleinsäure". Die DNA enthält den individuellen Code, der das Leben ermöglicht. Unterstreichen Sie jeweils die richtige Aussage:**

Die Zellorganellen bestehen aus Wasser / können Reize aufnehmen / sind kleinste Zellbestandteile.

Die Chromosomen befinden sich im Zellkern / liegen auf der Zellmembran / sind Zellorganellen.

Die Zellmembran regelt die Steuerung der Zellaktivitäten / wird auch Zellorganelle genannt / kann Reize der Umgebung aufnehmen.

Die Zellflüssigkeit umschließt die Zelle / enthält die Zellorganellen / lässt Stoffe in die Zelle eindringen.

3 **Bei einer Schätzfrage in der TV-Show habe ich erfahren, dass der Körper des Menschen aus 10 Billionen Zellen besteht. Ungefähr. Und jede von ihnen ist wiederum mit einzelnen Bestandteilen ausgestattet, die ganz bestimmte Aufgaben erfüllen.**
Ordnen Sie den Zellorganellen die passenden Aufgaben zu.

endoplasmatisches Retikulum		A	bei der Zellteilung mitwirken
Golgi-Apparat		B	Energie gewinnen
Mitochondrien		C	Stoffe abbauen und verdauen
Polkörperchen		D	Stoffe transportieren
Lysosomen		E	Stoffe speichern und transportieren

4 **Eine Frage in der TV-Show am Samstagabend war: „Wobei können Krebszellen entstehen? – Hypnose, Mitose, Meiose, Badehose". Für jemanden wie mich, der im Unterricht ein bisschen aufgepasst hat, keine schwere Frage. Zellen teilen sich. Und warum tun sie das? Weil ältere Zellen Schäden erleiden können oder absterben. „Mitose" heißt das Zauberwort dafür. Wenn dabei etwas schief läuft, können Krebszellen entstehen. Nur Eizellen und Samenzellen teilen sich auf eine andere Weise als alle anderen Zellen im Körper. Die Zellteilung bei ihnen heißt Meiose.**

a) Markieren Sie die Aussagen zur Mitose und zur Meiose in 2 verschiedenen Farben.

Zwei neue, gleiche Tochterzellen werden gebildet.

Findet u. a. bei der Bildung von Eizellen statt.

Mutter- und Tochterzellen enthalten je 46 Chromosomen.

Sie wird in 4 Stadien eingeteilt.

Die Chromosomenzahl wird halbiert.

Die Chromosomen verdoppeln sich im Zellkern.

b) Fügen Sie die passenden Zahlen und Buchstaben in den Text ein.

XX • 23 • Y • 2 • 46 • X • 46 • XY

Menschliche Körperzellen enthalten im Zellkern ____ Chromosomen. ____ von ihnen bestimmen das Geschlecht. Diese werden mit den Buchstaben ____ und ____ bezeichnet. Bei der Meiose wird die Zahl der Chromosomen von ____ auf ____ halbiert. Männer verfügen über das Geschlechtschromosomenpaar ____, Frauen über das Geschlechtschromosomenpaar ____.

5 **Die Kandidaten der TV-Show mussten neulich eine Wolldecke, ein Stromkabel, ein Paar Stützstrümpfe sowie eine Hantel den vier Hauptgewebearten des menschlichen Körpers zuordnen und diese benennen. Keiner der Kandidaten hat es in der vorgegebenen Zeit geschafft. Prominent sein, heißt nicht klug sein. Zeigen Sie, dass Sie es besser können:**

a) **Benennen Sie die Gewebearten und beschreiben Sie deren wichtigsten Aufgaben für den Körper.**

Gewebearten	Aufgaben
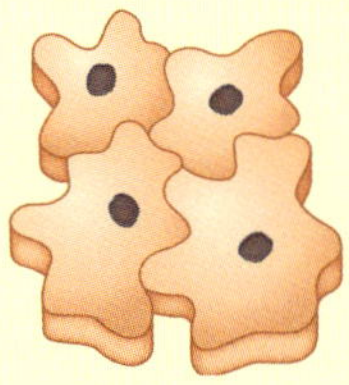 *a)*	
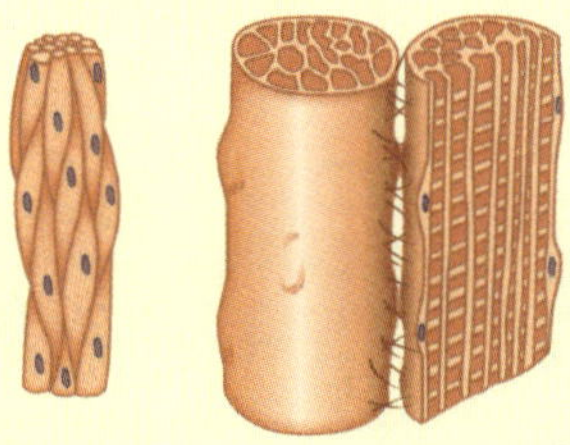 *b)*	
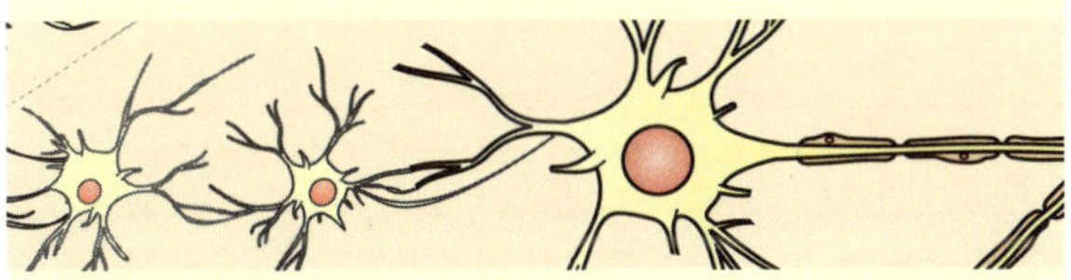 *c)*	
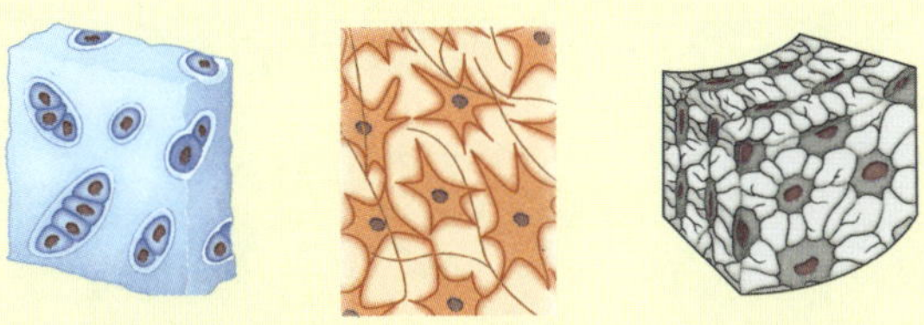 *d)*	

b) Ein Organ besteht aus verschiedenen Geweben, die gemeinsam eine bestimmte Aufgabe erfüllen. Beschreiben Sie die Aufgaben der Gewebe am Beispiel des Magens. Informationen zum Magen finden Sie auch im Buch (Kapitel 14.1).

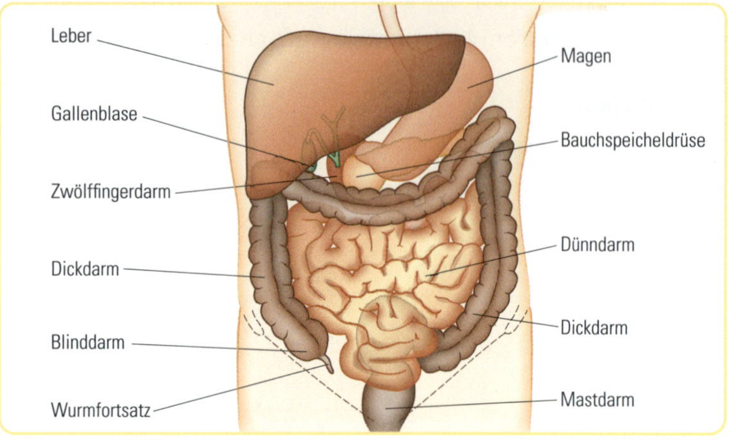

Der Magen enthält Muskelgewebe, Bindegewebe, Nervengewebe und Epithelgewebe.

Gewebeart	Aufgabe beim Magen
Muskelgewebe	
Bindegewebe	
Nervengewebe	
Epithelgewebe	

6 Auf manche Organe, wie z. B. eine Niere oder die Rachenmandeln, kann man unter Umständen verzichten. Auf ein ganzes Organsystem hingegen nicht. Sein Ausfall führt meistens zum Tod. Sehen Sie sich die Zeichnungen genau an und bestimmen Sie, um welches Organsystem es sich jeweils handelt.

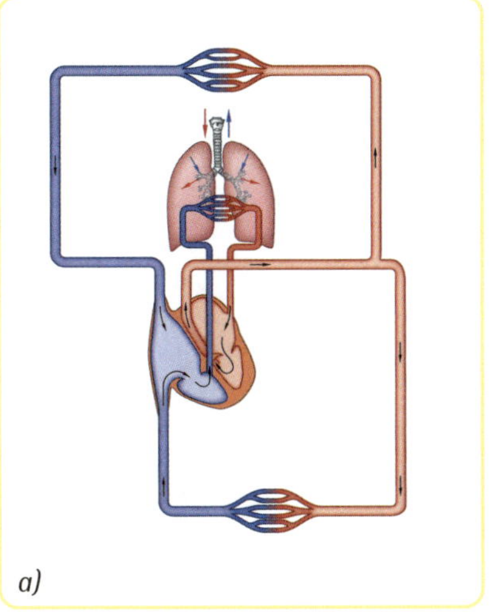
a)

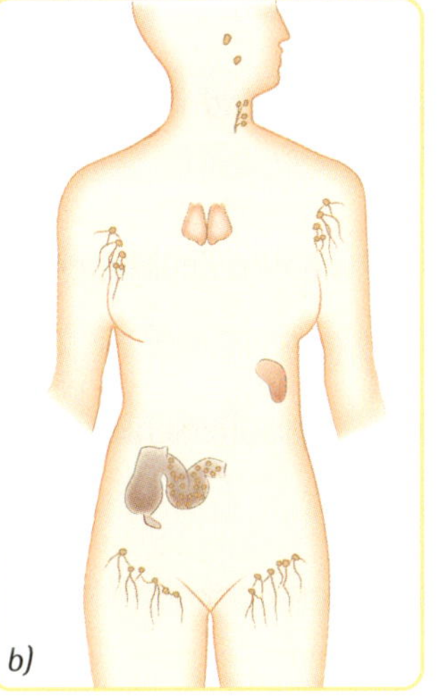
b)

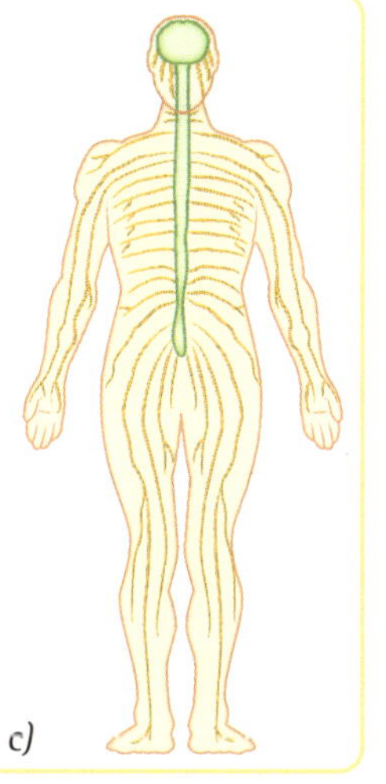
c)

d)
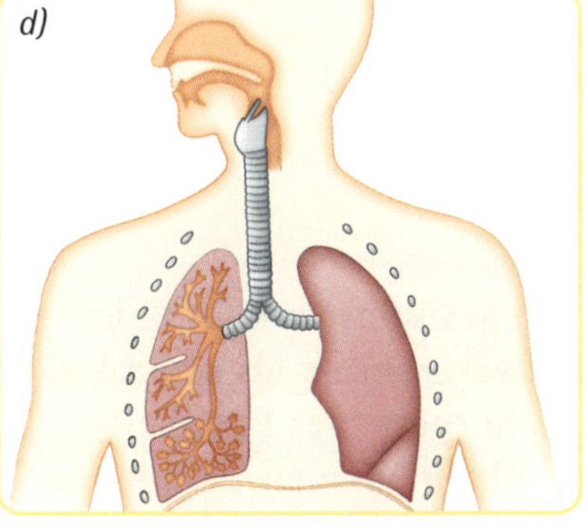

e)
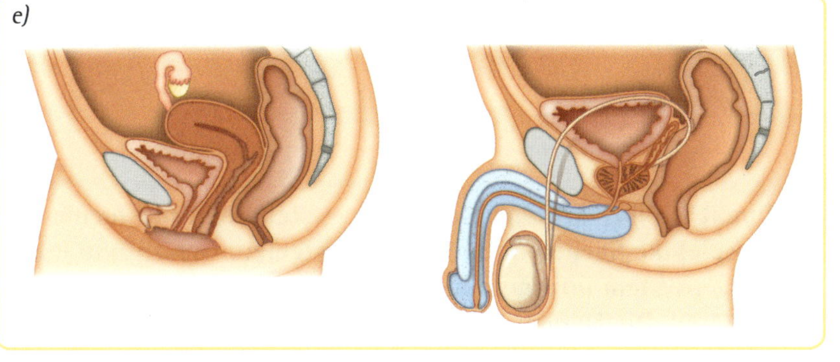

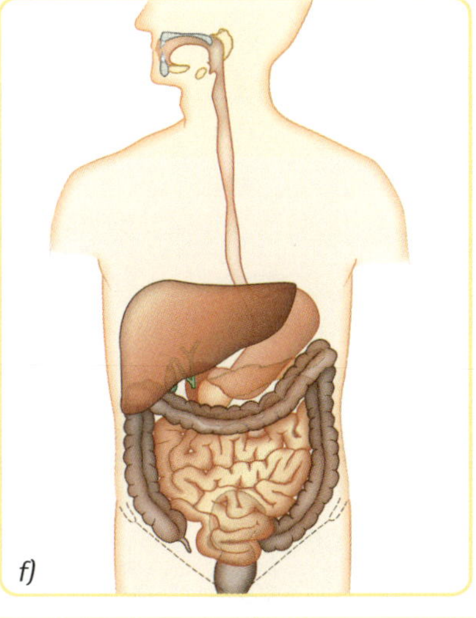
f)

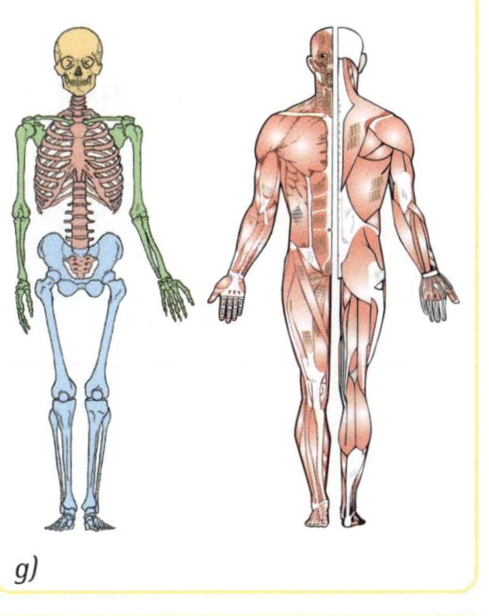
g)

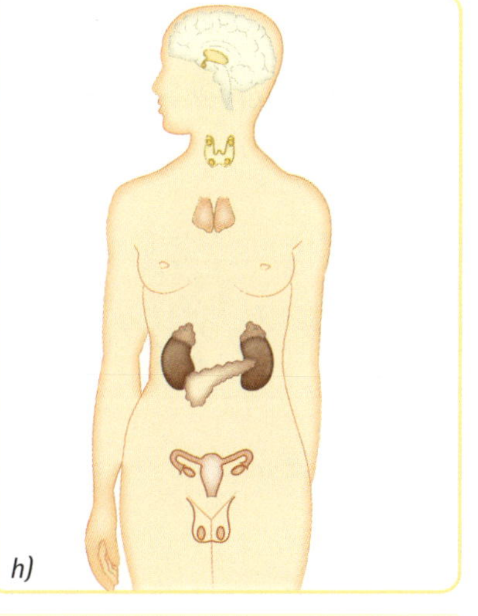
h)

7 **Für das Nervengewebe interessiere ich mich ganz besonders. Das hat aber eher private Gründe. Meine Mutter hat eine neurologische Erkrankung. Um die Ursachen und Symptome besser zu verstehen, habe ich viel zum Nervengewebe gelesen und mir Videos auf YouTube angesehen. Die folgende Frage könnte ich deshalb bestimmt beantworten.**

a) Welche 3 Aussagen über das Nervengewebe sind richtig?

- ☐ Jede Nervenzelle verfügt über viele Tausend Dendriten.
- ☐ Die Endknöpfchen nehmen die Reize auf.
- ☐ Dendriten leiten den elektrischen Impuls an den Zellkörper weiter.
- ☐ Die Nervenfaser sorgt für die Ernährung der Isolierschicht, die sie umgibt.
- ☐ Überträgerstoffe müssen den Spalt zwischen Endknöpfchen und Nachbarzelle überbrücken.

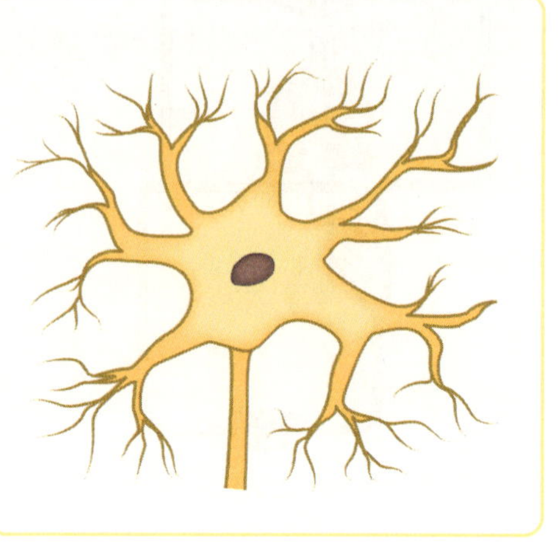

b) Verbessern Sie die 2 falschen Aussagen aus Aufgabe a).

8 **Damit ich ihre Erkrankung besser verstehe, hat mir meine Mutter einiges selbst erklärt. Zum Beispiel die Sache mit den Nervensystemen. Gehirn und Rückenmark verarbeiten als zentrales Nervensystem Informationen, die sie aus allen anderen Gebieten des Körpers (der Peripherie) erhalten. Die Nerven jenseits von Gehirn und Rückenmark werden deshalb auch als peripheres Nervensystem bezeichnet. Man kann das Nervensystem nach seiner Lage im Körper unterscheiden.**
Ordnen Sie die folgenden Aussagen den 2 Bereichen zu.

zieht vom Rückenmark aus in den gesamten Körper • besteht aus Gehirn und Rückenmark • kann Reflexe auslösen • kann auf Reize reagieren, indem es Befehle aussendet • enthält sensible und motorische Nervenbahnen

Zentrales Nervensystem	Peripheres Nervensystem

9 Meine Mutter hat Multiple Sklerose. Seit sie 28 ist, kennt sie ihre Diagnose. Heute ist sie 45 Jahre alt. Damals war sie zunächst wegen Sehstörungen beim Augenarzt. Als dann auch ein Kribbeln an Händen und Armen hinzukam, diagnostizierte ein Neurologe (Facharzt für Nervenheilkunde) die Erkrankung.

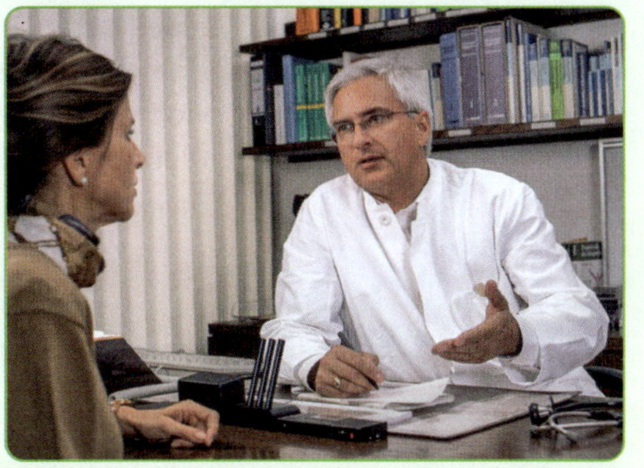

Im Alltag bemerken ihre Kolleginnen, die mit ihr im Büro einer Versicherung arbeiten, kaum etwas davon. Nur wenn sie wieder einen Schub hat, ist sie für einige Tage von der Bildfläche verschwunden. Dann fühlt sie sich schwach, spürt Teile ihres Körpers nicht mehr und hat Probleme zu sprechen. Nach dem Schub ist wieder alles wie vorher.

Nachdem sie wegen eines Schubes eine Woche lang nicht an ihrem Arbeitsplatz war, wurde sie kürzlich von einer neuen Kollegin angesprochen: „Na, Frau Nohn, krankgefeiert? Machen Sie sich nichts draus, brauchen wir alle mal …"

a) Welche Gedanken gingen meiner Mutter aufgrund der Worte der Kollegin wohl durch den Kopf?

b) Meine Mutter hat die Kollegin zu einem späteren Zeitpunkt über ihre Erkrankung informiert. Sie hat ihr die Vorgänge an den Nervenfasern, die zur MS führen so erklärt:

c) Die Symptome, die zu Beginn der MS typisch sind, beschreibt meine Mutter so:

d) Die Kollegin hat sich daraufhin für ihre unbedachte Äußerung entschuldigt. Meine Mutter hat ihr erzählt, wie die Erkrankung ihr Leben verändert hat. Sie hat ihr außerdem die wichtigsten Grundsätze der Behandlung der MS folgendermaßen erklärt:

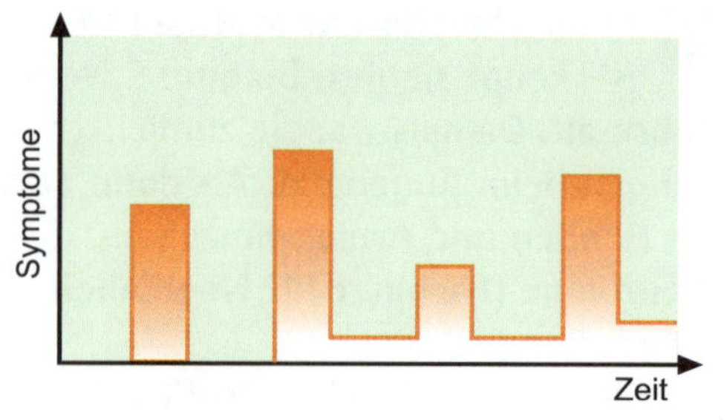

Krankheitsverlauf der MS bei Frau Nohn

10 Der Fähigkeit unseres Gehirns haben wir es zu verdanken, dass Sie die folgenden Aussagen über die Hormone entschlüsseln können, ohne jeden Buchstaben einzeln zu „entziffern". Sie können das Wort als Ganzes schnell erkennen. Entschlüsseln Sie die Aussagen über Hormone.

- dnis effotsnetoB
- duproziert in drümonsenHor denwer
- nessulfnieeb netlahreV dnu negnudnifpmE
- treitropsnart tulB mov nedrew
- na na nekcod nerotpezeR

11 Ergänzen Sie die Aussagen über Regelkreise im Hormonsystem mit den passenden Begriffen.

Hormon • hierarchisch • Menge • Hormonsystem • Hormone • entgegengesetzt • Reihenfolge • Sensoren

Ein Regelkreis im ______ arbeitet ______, wenn Hormone in einer festgelegten ______ ausgeschüttet werden. Das letzte Hormon sorgt dann für die Wirkung am Zielorgan. Im Regelkreis „Gegenspieler" arbeiten Hormone ______. ______ im Körper registrieren die ______ der jeweiligen ______ und sorgen bei einem erhöhten Wert dafür, dass nun das entgegengesetzt wirkende ______ vermehrt ausgeschüttet wird.

7 Die Sicherheit und Hygiene am Arbeitsplatz beachten

Bei der Dienstübergabe erfährt Dilara, die gerade ihre Ausbildung zur Pflegefachfrau begonnen hat, dass sie eine neue Patientin auf die Station bekommen. „Frau Langner kommt mit Verdacht auf einen möglicherweise ansteckenden Virus-Infekt und muss daher im Einzelzimmer untergebracht werden. Bitte kümmert euch darum und beachtet unbedingt die Sicherheits- und Hygienevorschriften im Umgang mit der Patientin – das schützt ihre und eure Gesundheit

1 **Dilara denkt an Situationen, in denen sie zu Beginn ihrer Ausbildung recht unüberlegt und sogar fahrlässig gehandelt hat. Heute weiß sie, dass das gefährliche Folgen haben kann.**

a) **Finden Sie die 6 Fehler und markieren Sie sie deutlich in der Abbildung.**

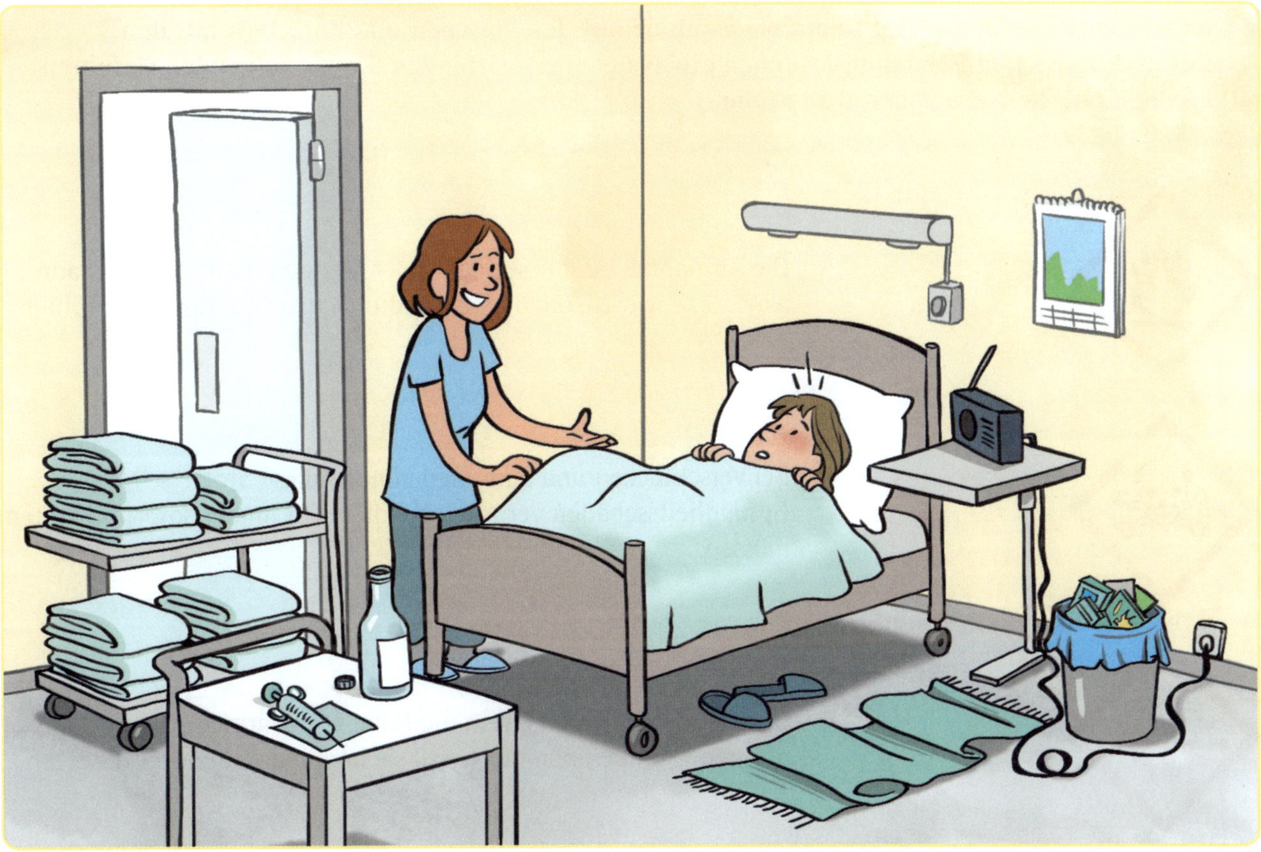

b) Korrigieren Sie die Fehler, indem Sie jeweils das richtige, sichere Verhalten am Arbeitsplatz beschreiben.

2 Im Hygieneraum betrachtet Dilara die Symbole auf den Flaschen und Kanistern mit den Desinfektions- und Reinigungslösungen etwas genauer. Verbinden Sie die folgenden Gefahrensymbole mit ihrer jeweiligen Bedeutung.

Die Aufnahme bereits sehr geringer Mengen dieses Stoffes kann akut zu schweren, auch lebensbedrohlichen Organschäden führen.

Bei Verschlucken und Einatmen können diese Stoffe schwere Gesundheitsschäden verursachen, die nicht immer sofort auftreten müssen.

Diese Stoffe dürfen nicht in die Nähe von Wärmequellen oder offenen Flammen kommen, weil sie brennbare Dämpfe freisetzen.

Bei Kontakt mit der Haut oder den Augen können diese Stoffe zu Entzündungen oder allergischen Reaktionen führen. Bei Aufnahme in den Körper sind sie gesundheitsschädlich.

Diese Stoffe zerstören das Gewebe bei Berührung mit der Haut, der Schleimhaut und auch der Augen.

3 **Dilara findet die tägliche Arbeit im Hygieneraum der Station zwar oft langweilig, aber sie weiß inzwischen auch, wie wichtig und verantwortungsvoll die Bekämpfung der unsichtbaren Mikroorganismen ist. Das Wissen um Mikroorganismen ist im Gesundheits- und Pflegebereich von besonderer Bedeutung.**

a) Kreuzen Sie die 2 richtigen Aussagen zu Mikroorganismen an.

- [ ] Pilze breiten sich vor allem an trockenen, schlecht belüfteten Stellen aus.
- [ ] Tierische Einzeller können durch Tiere (z. B. Mücken) übertragen werden.
- [ ] Virusinfektionen können heute wirksam mit Antibiotika behandelt werden.
- [ ] Bakterien benötigen lebende Zellen, damit sie sich vermehren können.
- [ ] Viren sind besonders klein und können sich daher besonders schnell ausbreiten.
- [ ] Bakterien sind einfach gebaute Zellen mit einem echten Zellkern.
- [ ] Pilze sind vor Umwelteinflüssen durch eine Schleimkapsel geschützt.
- [ ] Bakteriensporen sind harmlose, tote Bakterien.

b) Formulieren Sie zu den 6 fehlerhaften Sätzen die jeweils korrekte Aussage.

Bakterien

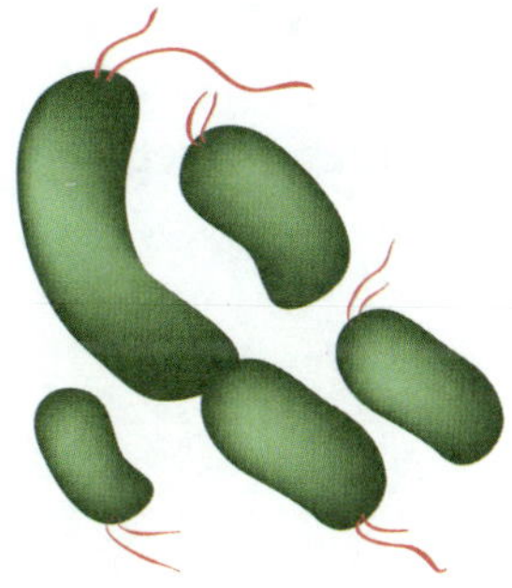

Pilze

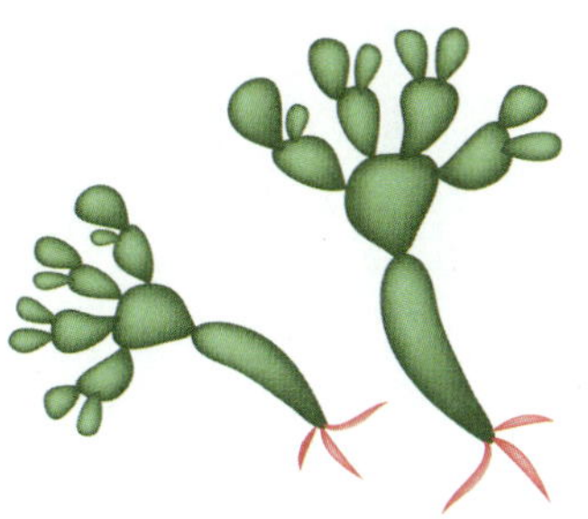

Viren

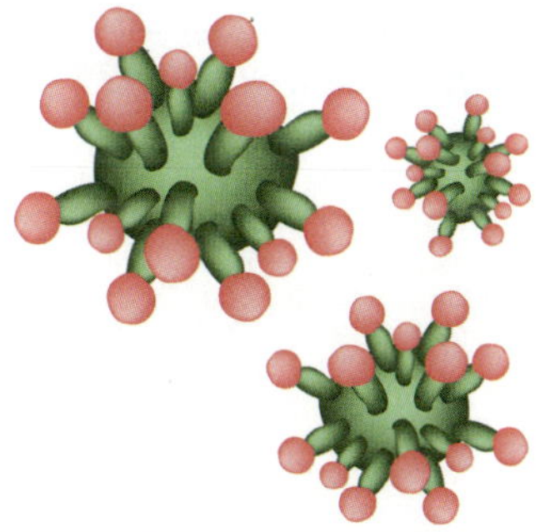

c) **Ordnen Sie die folgenden Krankheiten ihren Erregertypen zu. Nehmen Sie bei Bedarf auch ein Medizinlexikon zuhilfe.**

Mandelentzündung • Masern • Malaria • Karies • Wundstarrkrampf • Soor • Aids • Toxoplasmose • Hepatitis • Lebensmittelvergiftung • Grippe • Scharlach • Windpocken • Lungenentzündung • Röteln

Bakterien	Viren

Pilze	Tierische Einzeller

4 **Immer wieder wird Dilara von der Rufanlage zu den unterschiedlichen Patienten auf der Station gebeten. Sie hat gelesen, dass Erreger zu 90 % durch Schmierinfektion übertragen werden und bereitet sich entsprechend vor.“**

a) **Erklären Sie den Begriff Schmierinfektion.**

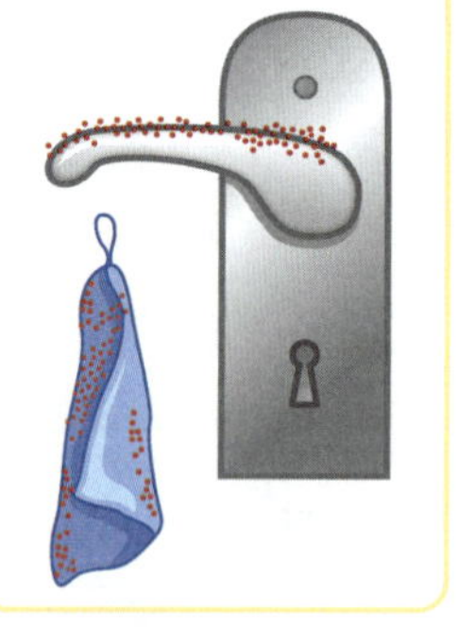

b) **Durch welche Maßnahmen kann die Verbreitung von Mikroorganismen über diesen Weg vermieden werden?**

5 **Beim Gedanken an den „möglicherweise ansteckenden Virus-Infekt“ ist Dilara besorgt. Wie viele Menschen ist auch sie beim Thema „HIV und Aids“ sehr unsicher**

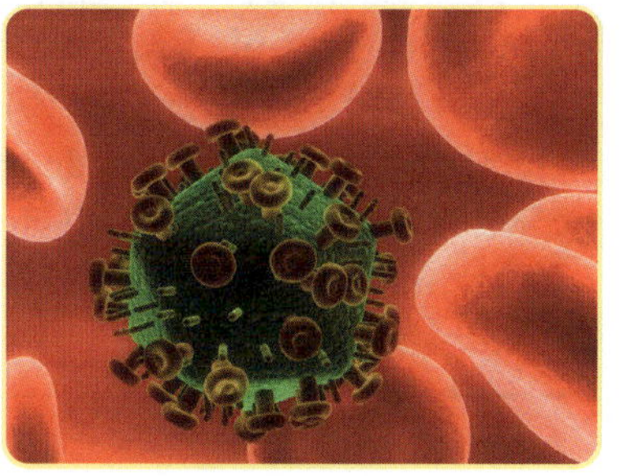

a) Erläutern Sie, was das HI-Virus im Körper des Infizierten macht.

b) Entscheiden Sie, welche der folgenden Aussagen zutreffen.

Aussage	Stimmt	Stimmt nicht
Eine infizierte Mutter kann ihr Baby beim Stillen anstecken.		
Es gibt noch kein Medikament, das Aids heilen könnte.		
Zwischen dem Begriff HIV-Infektion und Aids besteht kein Unterschied.		
HIV kann sofort nach der Ansteckung im Blut des Betroffenen nachgewiesen werden.		
Beim Hautkontakt mit einem Patienten kann man sich nicht anstecken.		
Geschirr, Besteck und Speisen von HIV-Infizierten müssen gesondert entsorgt werden, weil man sich daran anstecken könnte.		
Es ist wahrscheinlicher, dass man sich mit HIV als mit Hepatitis B infiziert.		
Gegen Hepatitis und HIV sollten sich die Mitarbeiter impfen lassen.		
Eine Ansteckung mit HIV verschweigt man besser. Man kann dann sowieso nichts mehr machen.		

6 **Was ist zu tun, wenn Sie oder Dilara sich trotz aller Vorsicht an einem gebrauchten Instrument verletzen?**

Anita arbeitet als Praktikantin auf Dilaras Station und liebt den Kontakt mit den vielen Patientinnen und Patienten im Pflegealltag. Heute Morgen soll sie Schwester Beate beim Betten und Herrichten der Zimmer der Patienten unterstützen. Noch ein kurzer Blick auf ihre Armbanduhr. „Schon so spät?" Schnell zieht sie ihre Strickjacke über und eilt aus dem Stationszimmer zu Beate, die schon am Bettenwagen auf sie wartet. Etwas verärgert schaut sie Anita an: „So kommst Du mir aber nicht mit".

7 In Krankenhäusern und Pflegeeinrichtungen aber auch in Arzt- und Zahnarztpraxen ist der Kontakt mit Krankheitskeimen kaum zu vermeiden. Warum ist die Gefahr gerade hier so groß?

8 Was sollten Mitarbeiter wie Dilara in Gesundheitseinrichtungen zur Vorbeugung von Infektionen am Arbeitsplatz beachten? Notieren Sie die entsprechenden Maßnahmen stichwortartig.

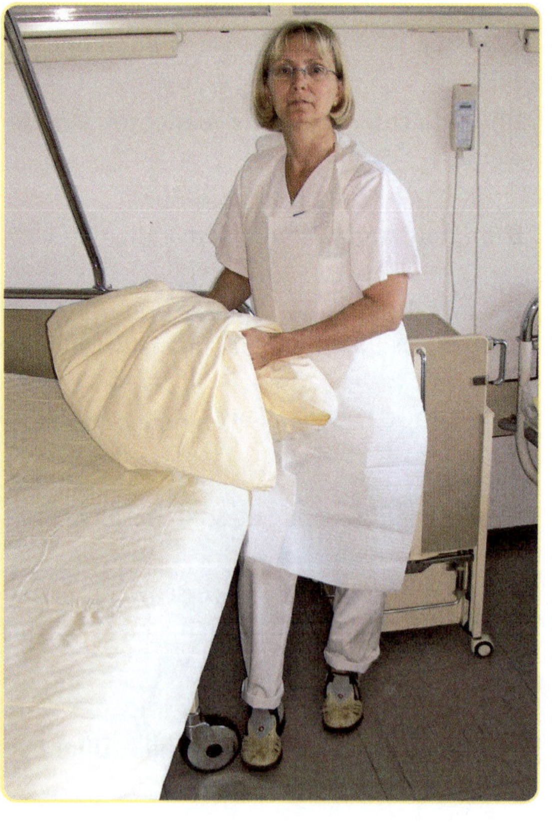

Haare:

Hände:

Kleidung:

Schmuck:

Schuhe:

9 **Nach dem Bettenrundgang bekommt Anita den Auftrag, den Nachttisch eines Patienten zu desinfizieren. Welche Einflüsse entscheiden über den Erfolg einer Desinfektion?**

10 **Ordnen Sie den Begriffen die entsprechenden Aussagen zu.**

Desinfektion:

Sterilisation:

A Bewirkt absolute Keimfreiheit (Asepsis).
B Reduziert die Mikroorganismen, sodass das Material danach nicht mehr ansteckend ist.
C Das Material ist danach steril.
D Führt zur Keimarmut (Antisepsis).
E Kann durch Anwendung von chemischen Lösungen erreicht werden.
F Wird auch durch Anwendung von heißem, unter Druck stehendem Wasserdampf erreicht.

11 **Erläutern Sie ihr die korrekte Durchführung der Flächendesinfektion.**

12 **Anita erfährt, dass Instrumente nach ihrem Gebrauch am Patienten auf besondere Weise aufbereitet werden müssen. Veranschaulichen Sie der Praktikantin den Instrumentenkreislauf, indem Sie die folgenden Maßnahmen in die richtige Reihenfolge bringen.**

Desinfektion
Lagerung
Sterilisation
Reinigung
Trocknen

13 **Begründen Sie den Grundsatz „Erst desinfizieren, dann reinigen!" beim Versorgen gebrauchter Instrumente.**

14 **In medizinischen und pflegerischen Einrichtungen werden täglich zahlreiche Menschen versorgt. Natürlich fallen dabei zahlreiche Abfälle an, die entsorgt werden müssen.
Dilara und Anita überlegen zusammen, wie die folgenden Materialien sachgerecht entsorgt werden müssen. Helfen Sie ihnen, indem Sie sie den Entsorgungsweg richtig zuordnen.**

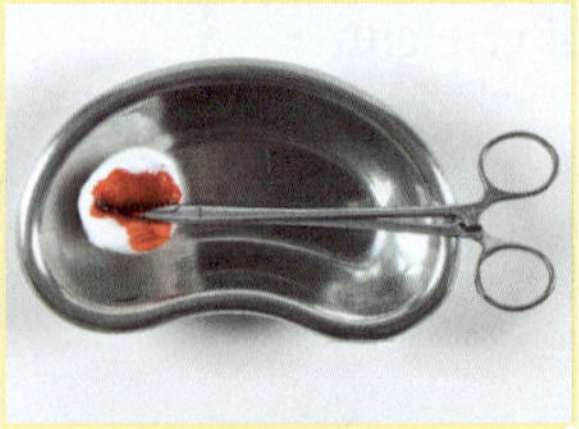
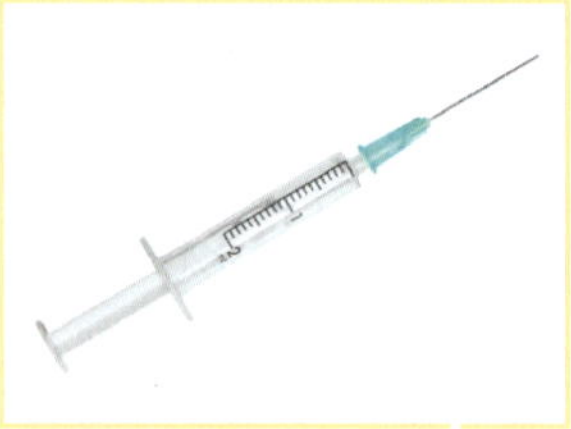
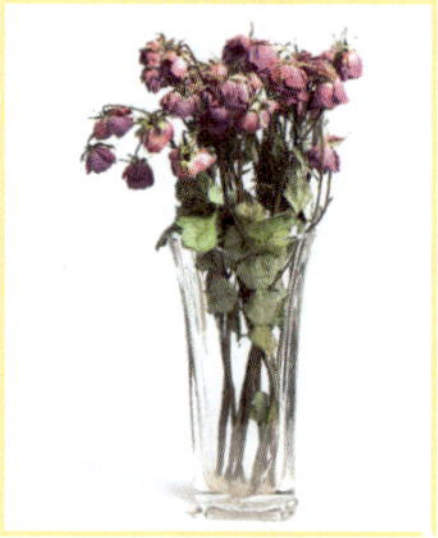
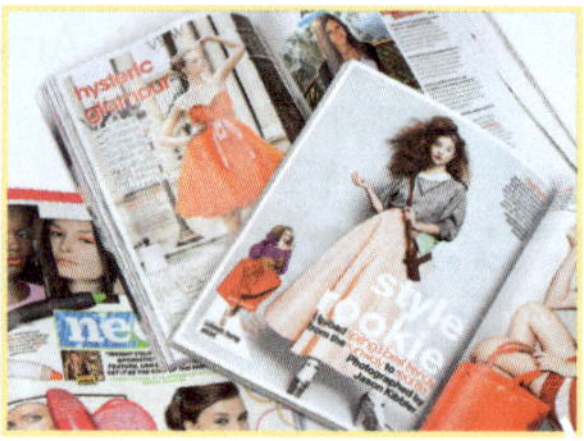
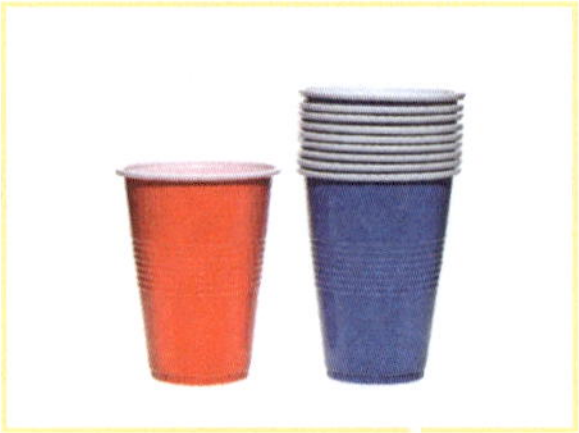
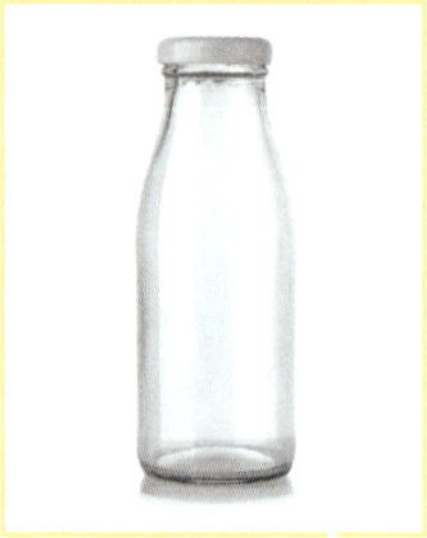
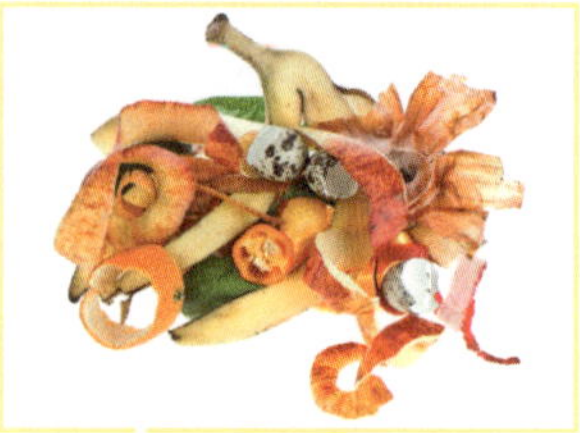
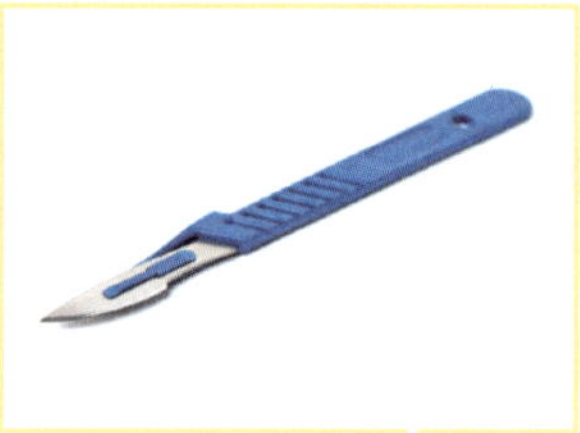

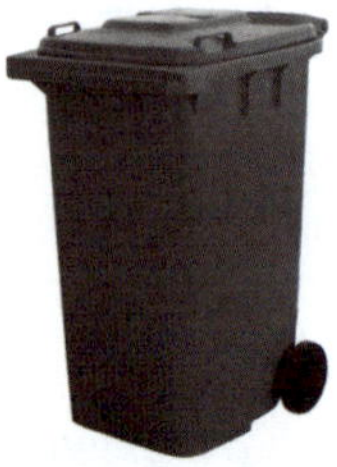
Haus-/Restmüll

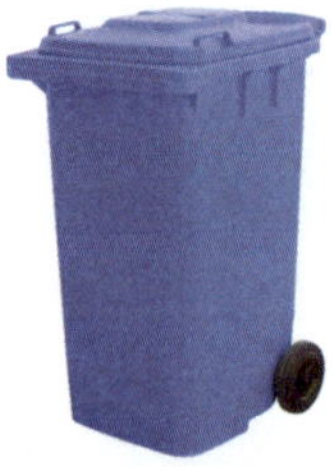
Papierabfälle

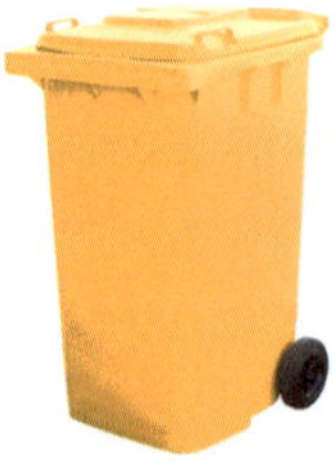
Verpackungswertstoffe

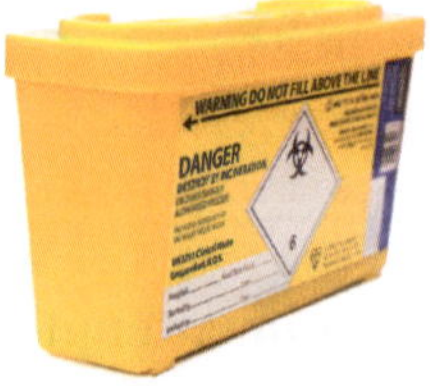

Spezialbehälter

Wertstoff-Behälter

8 Handlungen planen und dokumentieren

„Pflege kann man doch gar nicht wirklich lernen" sprudelt es aus Tabea heraus, als sie die Stunden für Pflegetheorie auf ihrem Stundenplan der beruflichen Schule durchzählt. Für pflegepraktische Übungen könnte sie sich ja noch begeistern, ein paar geschulte Handgriffe erleichtern die Arbeit bei schwer pflegebedürftigen Menschen sicher. „Wie meinst Du das denn?" fragt Kevin nach. „Na ja, sich liebevoll um einen Menschen kümmern, ihm zu helfen und ihm Zuwendung schenken – das kann man, oder aber man kann es nicht. Das ist halt Berufung, eine Begabung. Und schließlich hat mich meine Mutter auch ohne Ausbildung immer versorgt, wenn ich mal krank war, und für mich hätte es auf der ganzen Welt keine bessere Pflegerin gegeben."

1 Tabea vergisst, dass die fachgerechte Betreuung eines kranken Menschen neben der Beziehungsarbeit („Herz") auch das Handeln mit Kopf und Hand beinhaltet. Beschreiben Sie mit eigenen Worten, was darunter jeweils zu verstehen ist.

Kopfarbeit

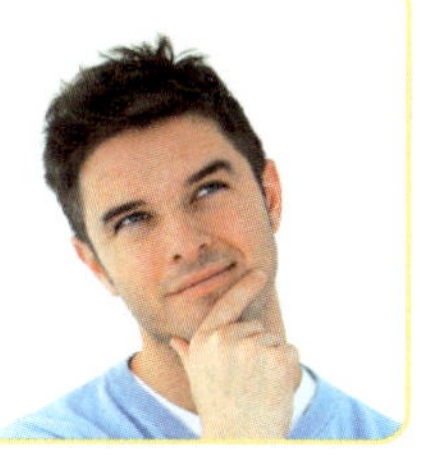

Handarbeit

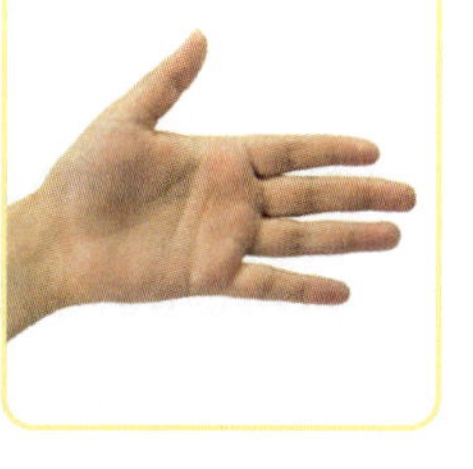

Beziehungsarbeit

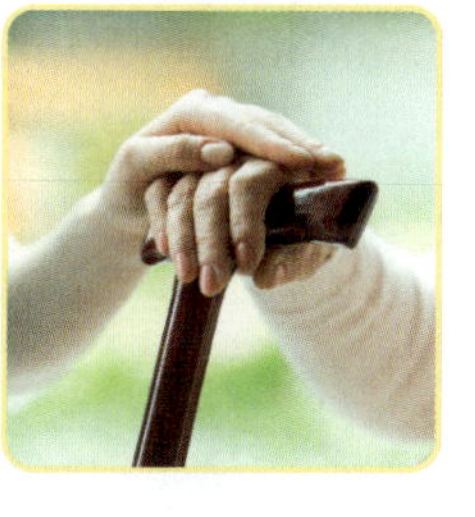

2 Pflege muss auf die individuellen Bedürfnisse des pflegebedürftigen Menschen eingehen. Stellen Sie eine „Rangliste" Ihrer 10 lebenswichtigsten persönlichen Bedürfnisse und Wünsche auf.

1.
2.
3.
4.
5.
6.
7.
8.
9.
10.

3 Tabeas Mutter kann als Laienpflegerin (LP) ohne spezielle Ausbildung einige Alltagsverrichtungen in der Pflege gefahrlos übernehmen, während andere Tätigkeiten besser von einer professionellen Pflegeperson (PP) übernommen werden sollten. Ordnen Sie die folgenden Pflegetätigkeiten den beiden Bereichen zu.

Pflegetätigkeit	LP/PP
Versorgen einer infizierten Wunde	
Unterstützen eines Kindes beim Waschen	
Anreichen eines Getränkes bei einem Patienten mit Schluckstörungen	
Lagerung eines Patienten nach einem Schlaganfall	
Anlegen von Wadenwickeln bei Fieber	
Verabreichen einer Injektion in den Gesäßmuskel	
Hygienisches Aufbereiten gebrauchter Instrumente	
Messung der Körpertemperatur mit einem digitalen Fieberthermometer	
Vorbereiten eines Kamille-Dampfbades zur Inhalation bei Erkältungen	
Anlegen einer Inkontinenzeinlage bei einem alten Menschen	

Kevin denkt nach dem Gespräch mit Tabea lange über den Unterschied einer professionellen Pflege und der Pflege durch Laien ohne Ausbildung nach. Manchmal kümmert er sich um Herrn Dehart, einen benachbarten älteren Herrn. Ob es immer gut ist, wenn er ihm – obwohl er krank ist – alle Verrichtungen abnimmt, weil er es doch gut mit ihm meint? Wie würde wohl Schwester Vera, eine professionelle Pflegefachfrau vom ambulanten Pflegedienst, an die Unterstützung von Herrn Dehart herangehen?

4 **Welche Möglichkeiten gibt es, Informationen über einen Patienten zu sammeln?**

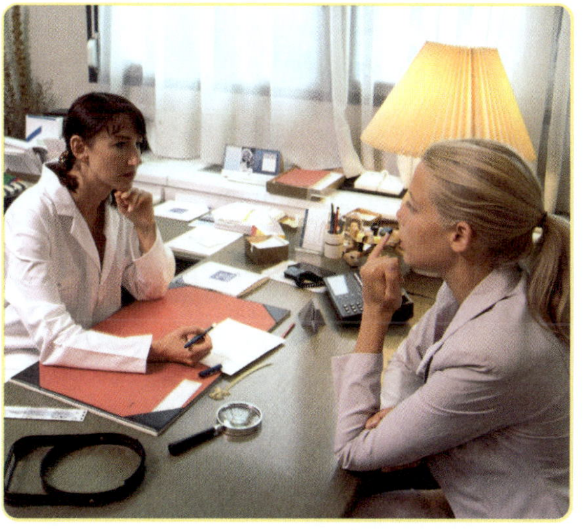

5 **Ordnen Sie die gesammelten Informationen über Herrn Dehart den einzelnen Bereichen der Aktivitäten, Beziehungen und existenziellen Erfahrungen des Lebens (ABEDL®) zu**

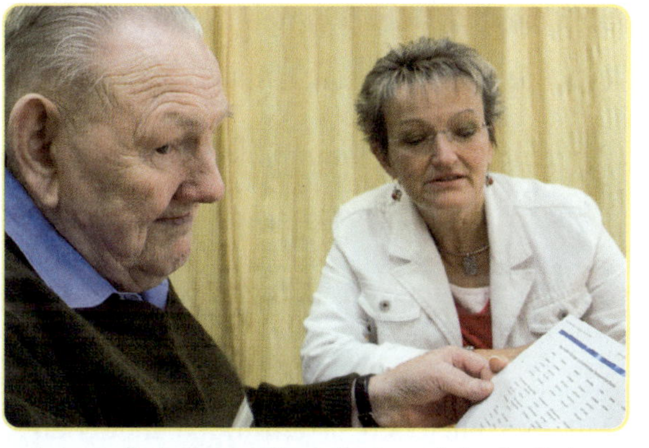

Seit einigen Tagen klagt der 90-Jährige über heftigen Husten und Atemnot. Außerdem leidet er unter Bluthochdruck. Im Umgang mit Medikamenten hat er Schwierigkeiten, oft verwechselt er seine Tabletten.
Herr Dehart spricht wenig. Zum Hören benötigt er ein Hörgerät. Bei der Aufnahme äußert er den Wunsch, in einem Einzelzimmer untergebracht zu werden, weil er nachts oft wach ist und dann ein Buch liest oder Radio hört. Dafür genießt er seinen Mittagsschlaf.
Herr Dehart kann das Bett seit einiger Zeit kaum noch verlassen. Bei einem Sturz hat er sich ein Bein gebrochen. Seither geht er unsicher und stolpert manchmal über seine Füße. Da er beim Essen und Trinken häufig seine Kleidung beschmutzt, versucht er Suppen und Getränke möglichst zu meiden. Er wäscht sich sicher, wenn er an der Bettkante sitzt. Zum Urinieren benutzt er die Bettflasche, das „größere Geschäft" kann er auf der Toilette verrichten. Allerdings ist ihm besonders hierbei der Einsatz weiblicher Pflegefachpersonen unangenehm. Er schämt sich sehr, besonders wenn er wieder einmal Durchfälle hat. Bei Bedarf klingelt er nach der Pflegefachperson und holt sich selbstständig Hilfe.
Der Tod seiner Frau vor ein paar Jahren hat Herrn Dehart seinen Lebensmut genommen.
Er sehnt sich nach Zuwendung, aber seine Tochter wohnt weit entfernt und seine Freunde sind schon verstorben. Er freut sich über die regelmäßigen Gespräche mit dem katholischen Pfarrer.

Kommunizieren können:

Sich bewegen können:

Vitale Lebensfunktionen aufrechterhalten können:

Sich pflegen können:

Essen und trinken können:

Ausscheiden können:

Sich kleiden können:

Ruhen und schlafen können:

Sich beschäftigen können können:

Sich als Mann fühlen:

Für eine sichere Umgebung sorgen können:

Soziale Bereiche des Lebens sichern können:

Mit existenziellen Erfahrungen umgehen können:

6 **Schwester Vera erklärt, dass Herr Dehart gar nicht so hilflos ist, wie es Kevin manchmal scheint.**

a) Erklären Sie, was man unter den Ressourcen einer pflegebedürftigen Person versteht?

b) Erläutern Sie anhand der Abbildungen den Zusammenhang von Defiziten, Ressourcen und Pflegeproblemen.

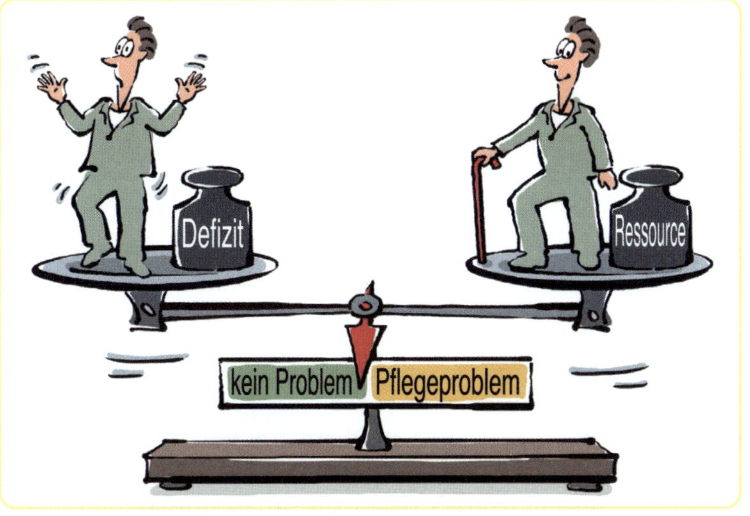

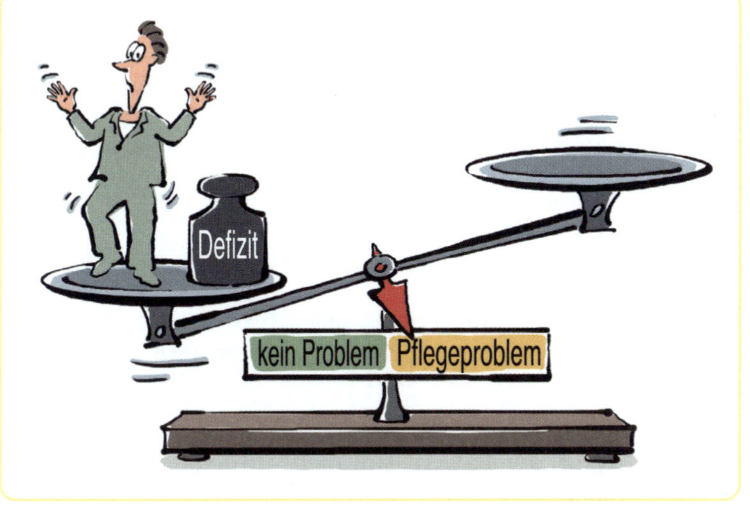

7 **Wegen seiner Durchfälle sollte Herr Dehart (s. Aufgabe 5) ausreichend trinken. Aus Angst, etwas zu verschütten, meidet er jedoch Getränke und Suppen. Und das, obwohl er weiß, wie wichtig Flüssigkeit für ihn ist und er gerne Saft trinken würde. Stellen Sie für Herrn Dehart eine vereinfachte Pflegeplanung auf.**

Problem	
Ressourcen	
Pflegeziele	
Maßnahmen	

8 Abschließend weist Schwester Vera noch auf die notwendige Dokumentation aller Pflege- und Behandlungsmaßnahmen hin, die heute fast ausschließlich digital erfolgt. Nennen Sie Bestimmungen, die zum Schutz erhobener und gespeicherter Daten beachtet werden müssen.

Herr Merten ist wegen bereits länger bestehender Oberbauchbeschwerden zur gründlichen Untersuchung ins Krankenhaus gekommen. Bei einer Röntgenuntersuchung stellt sich heraus, dass der 45-jährige Mann und Familienvater Leberkrebs hat. Es haben sich bereits zahlreiche Absiedelungen (Metastasen) in anderen Organen gebildet, sodass keine Hoffnung auf Heilung mehr besteht. Die Ärzte rechnen damit, dass Herr Merten in den nächsten Monaten an der Krankheit sterben wird.

9 In der Charta der Rechte hilfe- und pflegebedürftiger Menschen ist das Recht des Patienten auf Information und Aufklärung festgeschrieben.

a) Diskutieren Sie zunächst spontan in Kleingruppen, ob Herr Merten Ihrer Meinung nach vollständig über seinen Zustand und seinen bevorstehenden Tod informiert werden soll.

b) Stellen Sie Argumente gegenüber, die für bzw. gegen die Aufklärung des schwer kranken Patienten sprechen. Bedenken Sie dabei auch mögliche Folgen für den Patienten und sein familiäres Umfeld.

Ja, der Patient soll informiert werden, weil …	Nein, der Patient soll nicht informiert werden, weil …

10 **In der Betreuung pflegebedürftiger Menschen gelten grundlegende ethische Prinzipien. Finden Sie für jeden dieser Grundsätze eine passende Pflegesituation, in der die jeweilige Regel eine wichtige Rolle spielt.**

a) Prinzip der Autonomie/Selbstbestimmtheit

Der Wille des Pflegebedürftigen ist zu achten. Kein Pflegebedürftiger darf gegen seinen Willen zu einer Pflegehandlung gezwungen werden.

Beispiel:

b) Prinzip der Fürsorge

Das Wohlbefinden und die Gesundheit des Betroffenen sollen gefördert und geschützt werden. Es ist in jeder Situation zu entscheiden, was dem Betroffenen gut tun würde.

Beispiel:

c) Prinzip des Nicht-Schadens

Pflegebedürftige dürfen weder körperlich, seelisch oder geistig Schaden erleiden.

Beispiel:

d) Prinzip der Ehrfurcht vor dem Leben

Jeder Mensch hat seine Würde. Sie ist unabhängig davon, in welchem körperlichen, geistigen oder seelischen Zustand er sich befindet. Diese Würde dauert bis zum Ende seines Lebens an und darf nicht verletzt werden.

Beispiel:

e) Prinzip der Gleichbehandlung

Jeder Pflegebedürftige bedarf ungeachtet seines Geschlechts, seiner Herkunft, seiner Religion oder Lebenshaltung gleicher Zuwendung und Pflege. Kein Mensch darf dabei bevorzugt oder benachteiligt werden.

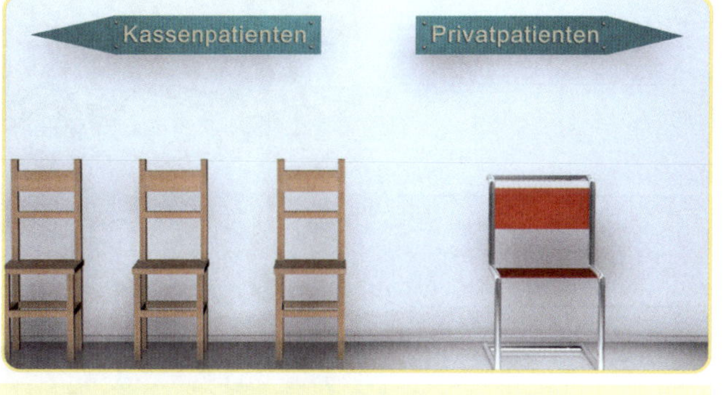

Beispiel:

9 Menschen bei der Körperpflege unterstützen

Tamara liebt es, gemeinsam durch die Drogeriemärkte zu ziehen, Cremes, Düfte und Kosmetik zu shoppen und neue Produkte auszuprobieren. Man kann schließlich nie früh genug anfangen, etwas gegen die ersten Falten zu tun und die Haut zu schützen. Seit der letzten Shopping-Tour hat Tamara allerdings eine rötliche Veränderung ihrer Haut entdeckt. Ob das an dem vielen Cremen liegt?

1 Denken Sie einen Moment nach: Welche äußeren Einflüsse wirken jeden Tag auf Ihre Haut ein?

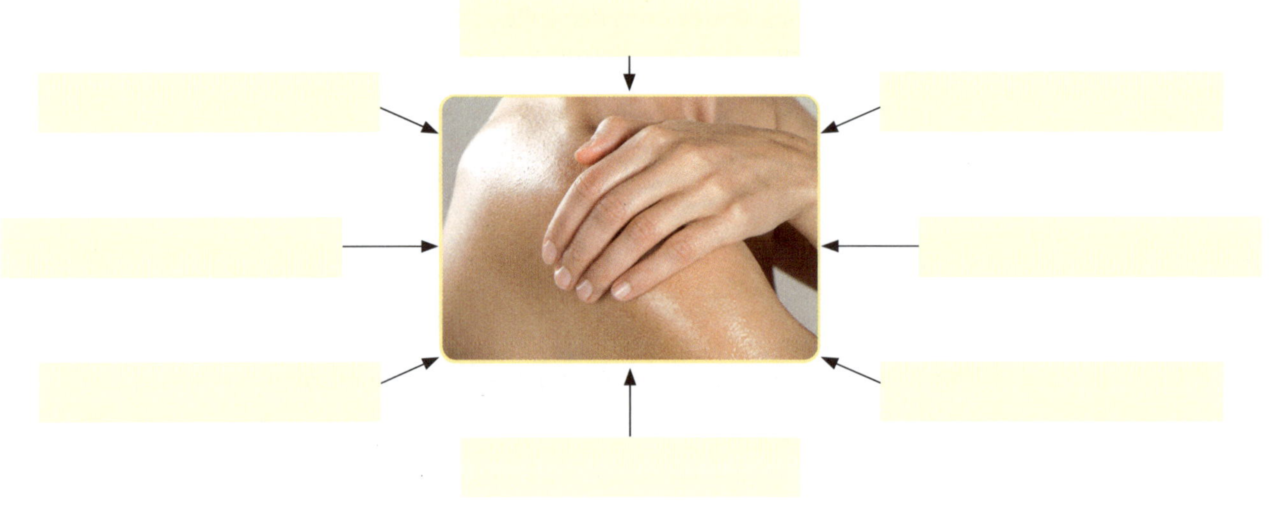

2 Tamara beschließt, sich genauer über die Haut zu informieren.
Beschriften Sie die folgende Abbildung der Haut, um ihr den Aufbau der Haut zu verdeutlichen.

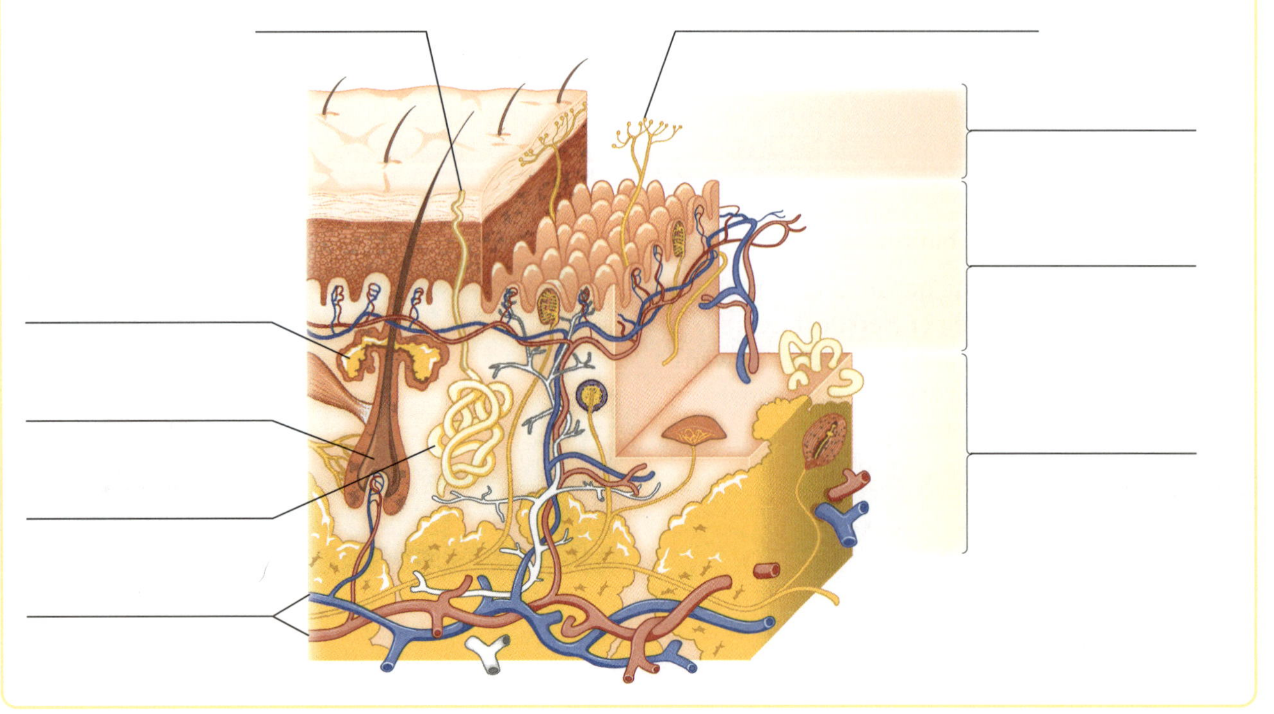

3 **Der fettige Talgfilm auf der Haut und das Schwitzen sind Tamara oft unangenehm. Erläutern Sie die Funktionen der Absonderungen der Hautdrüsen.**

Talg:

Schweiß:

4 **Auf der Suche nach einer möglichen Ursache für die Rötung ihrer Haut blättert Tamara in einem Gesundheitslexikon. Hier findet sie Bilder verschiedener Hautveränderungen. Beschreiben Sie die Veränderungen und nennen Sie jeweils eine mögliche Ursache.**

	Beobachtung	Mögliche Ursache
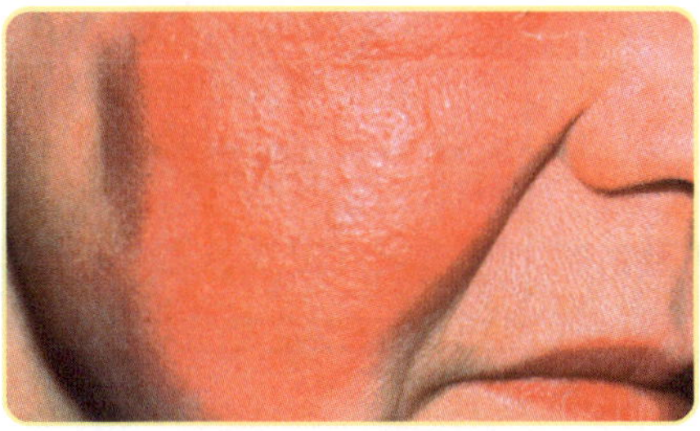		
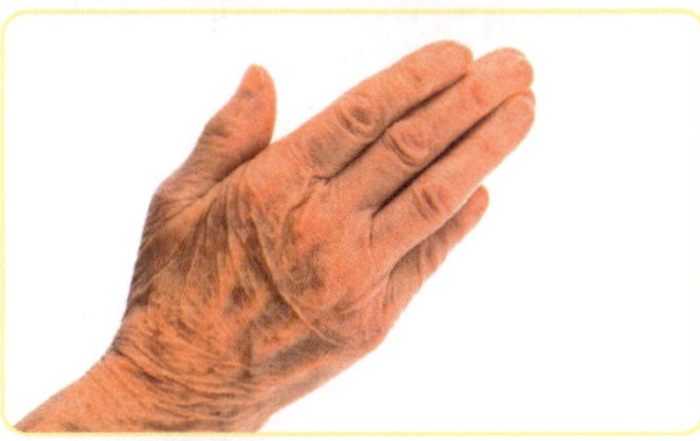		
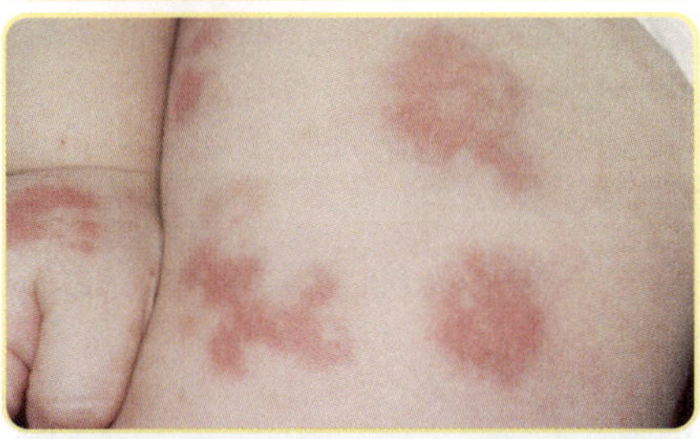		
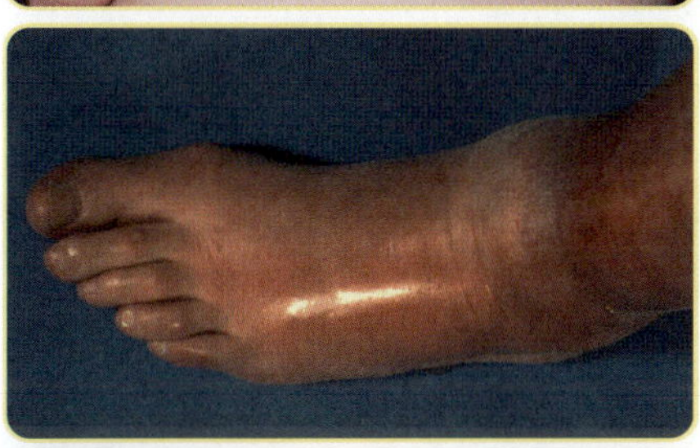		
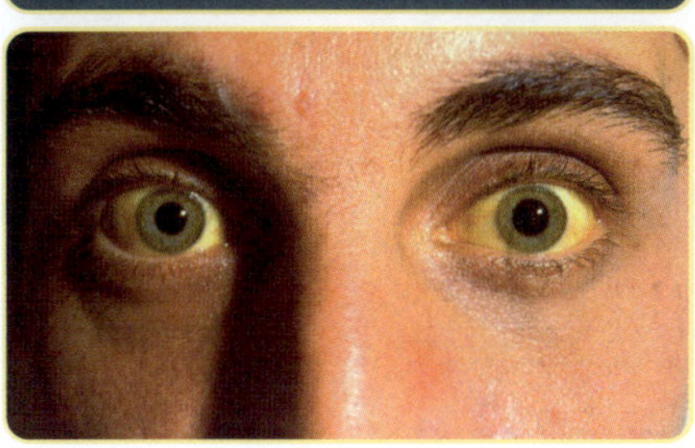		

5 **Bei der Begrüßung eines Patienten bemerken Sie, dass seine Hand auffallend kalt ist. Das Gesicht erscheint sehr blass und die Lippen sind bläulich verfärbt. Worauf deuten diese Beobachtungen hin?**

6 Als Tamara ihrem Mitschüler Lars von ihrer Hautveränderung berichtet, ist der gar nicht so überrascht. „Jedes Mal, wenn ich im Hallenbad war, wird meine Haut von einem nässenden Ekzem befallen. An den Händen, aber auch am Hals und im Gesicht wird die Haut trocken, stumpf und rissig. Diese Ausschläge hatte ich schon als Kleinkind, besonders wenn ich Orangen oder Nüsse gegessen habe. In den letzten Jahren ist es zwar etwas besser geworden, aber das gechlorte Wasser und der Stress in der Schule tun meiner Haut einfach nicht gut. Und dann dieser schreckliche Juckreiz. Manchmal kratze ich mich fast blutig.

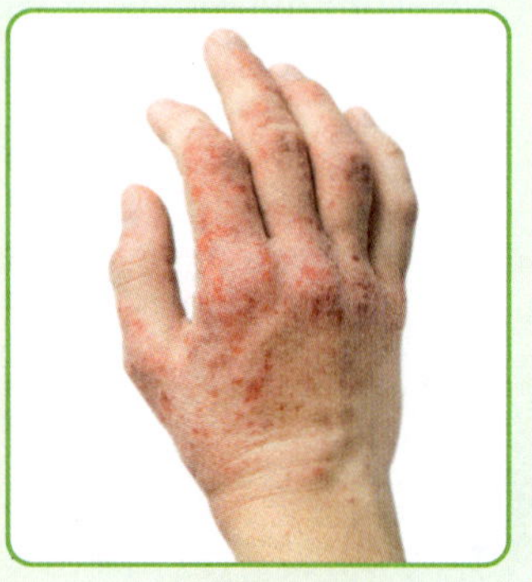

a) Nennen Sie die Krankheitszeichen, die Lars an sich feststellt und benennen Sie seine Erkrankung.

Lars leidet an .

b) Welche Ursachen können zum Ausbruch des Ausschlags führen?

c) Was kann Lars gegen seine Beschwerden tun?

d) Sicher hatten Sie auch schon einmal Juckreiz – etwa bei Windpocken oder nach einem Mückenstich. Geben Sie Lars Tipps, wie er den Juckreiz etwas lindern kann.

7 Nicht nur für Menschen wie Lars ist die Auswahl geeigneter Produkte für die Hautpflege wichtig. Tragen Sie in die Tabelle zu jedem Pflegeprodukt dessen typische Eigenschaften ein. Geben Sie außerdem an, mit welchem Ziel es eingesetzt wird.

	Eigenschaften	Anwendungsgebiet
Wasser-in-Öl-Emulsionen		
Öl-in-Wasser-Emulsionen		

8 Heute Morgen sollen Sie Frau Grohe bei der Körperpflege unterstützen. Doch die blinde und größtenteils bettlägerige Dame möchte sich nicht waschen lassen. „Ich bin noch viel zu müde und bleibe besser noch im Bett“, meint die alte Dame. Außerdem ist sie noch immer enttäuscht von der aus ihrer Sicht hektischen Wäsche am Vortag. Sie möchte nur noch von ihrer gewohnten Betreuerin gewaschen werden. Aber die kommt erst in 3 Wochen aus dem Urlaub zurück.

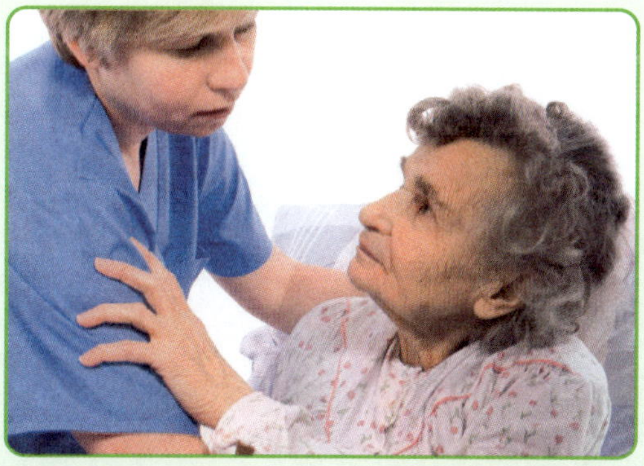

a) Erklären Sie Frau Grohe, welche (auch gesundheitlichen) Ziele mit der täglichen Körperpflege verfolgt werden.

b) Beschreiben Sie mögliche Kompromisse und Wege, wie sie gemeinsam mit Frau Grohe die Körperpflege an diesem Morgen doch noch gestalten könnten.

9 **Sie überlegen, ob Frau Grohe statt einer Körperwaschung eventuell auch ein warmes Vollbad guttun würde. Welche positiven Effekte könnten dadurch bei der Dame erreicht werden?**

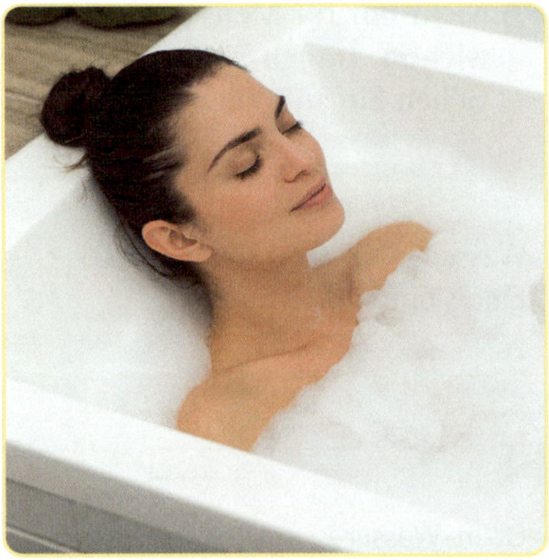

10 **Anschließend soll Frau Grohe noch ein Fußbad mit anschließender Nagelpflege genießen. Erstellen Sie dazu eine Anleitung für die Durchführung bei einer bettlägerigen Person.**

Benötigtes Material:

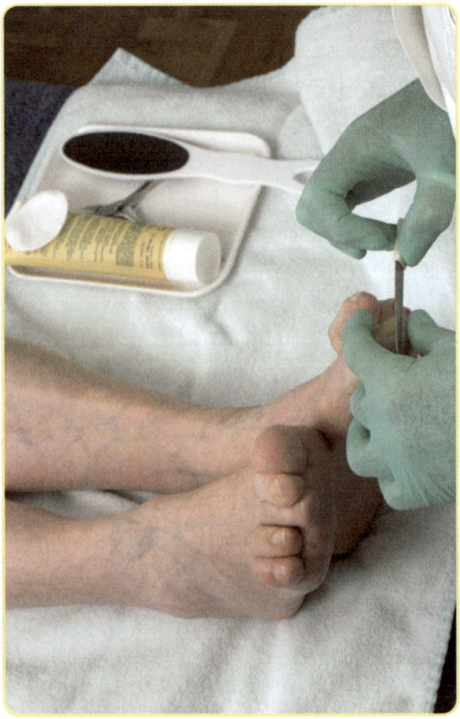

Schrittweise Durchführung:

11 **Aufgrund ihrer Erblindung ist Frau Grohe besonders sensibel für die Reize ihrer Umwelt. Die mit der Basalen Stimulation® angesprochenen Sinneswahrnehmungen können vom Pflegebedürftigen individuell recht unterschiedlich empfunden werden.**

a) **Versuchen Sie einmal bewusst bei sich selbst nachzuspüren: Welche Gerüche, Geschmacksrichtungen etc. empfinden Sie als besonders angenehm und was empfinden Sie als sehr unangenehm?**

	Angenehm finde ich …	**Unangenehm finde ich …**
Geruch		
Geschmack		
Geräusch		
Gefühl auf der Haut		

b) Welche Gedanken und Erinnerungen verbinden Sie mit den folgenden Empfindungen, Situationen oder Gegenständen? Tauschen Sie sich anschließend mit einer Mitschülerin/einem Mitschüler aus.

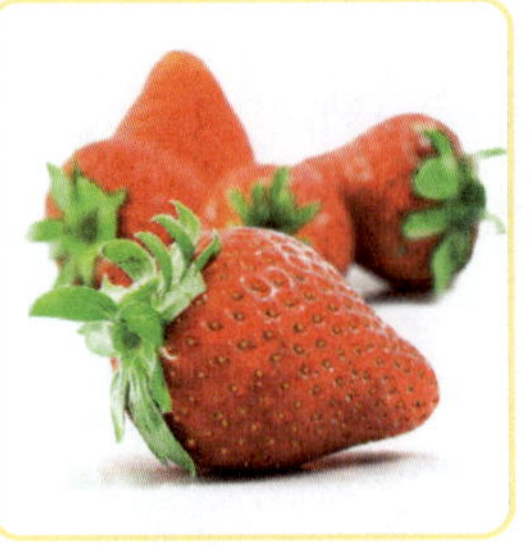

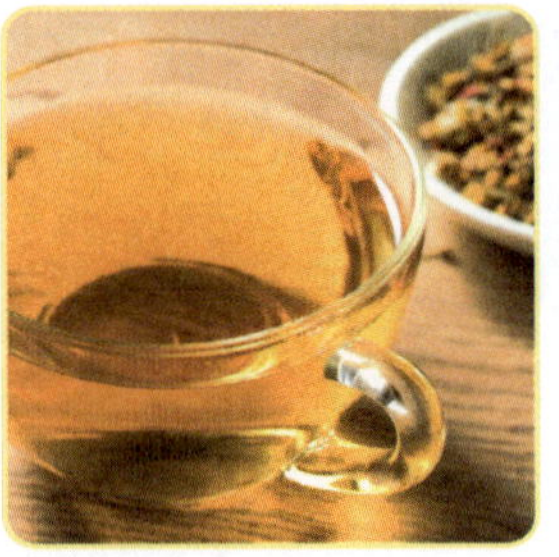

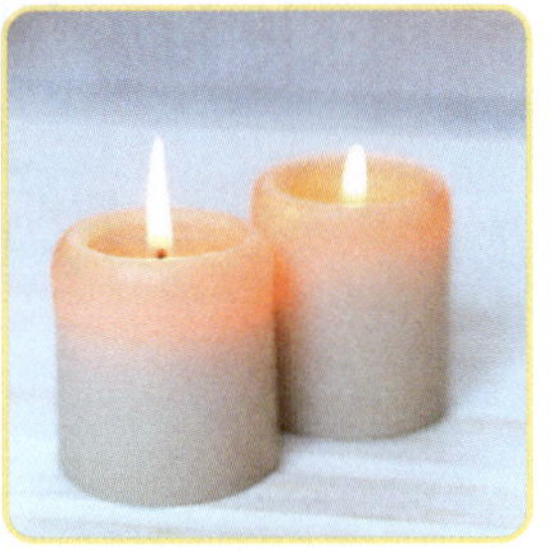

frische Erdbeeren	
kaltes Wasser	
Kerzenschein	
Creme auf der Haut	
warme Sonnenstrahlen	
Farbe Blau	
Kamillentee	
Marzipanbrot	
Babyspielzeug	
Honig	

c) Nicht immer lösen Situationen oder Berührungen angenehme Empfindungen aus. Zeichnen Sie in der folgenden Abbildung die Körperregionen ein,

- in denen eine kurze Berührung meist erlaubt ist (Sozialzone),
- in denen eine Berührung mit vorheriger Ankündigung möglich ist (Übereinstimmungszone),
- in denen eine Berührung nur nach vorheriger Erlaubnis der Person erfolgen darf (Verletzbarkeitszone),
- in denen eine Berührung größtes Vertrauen voraussetzt (Intimzone).

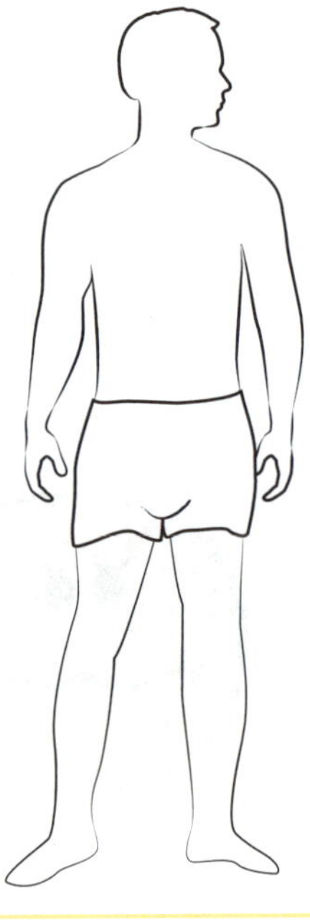

12 **Jonas geht regelmäßig jedes halbe Jahr zum Zahnarzt. Heute entdeckt die Zahnärztin bei der Untersuchung verdächtige braune Stellen an den Mahlzähnen. „Da ist ein kleines Loch“, meint sie freundlich. Jonas ist empört: „Dabei putze ich mir doch jeden Abend die Zähne!“**

a) Ordnen Sie die folgenden Begriffe zu, indem Sie einen Pfeil zu der entsprechenden Stelle in der Abbildung ziehen.

Zahnhals

Zahnschmelz

Zahnwurzel

Wurzelhaut

Kieferknochen

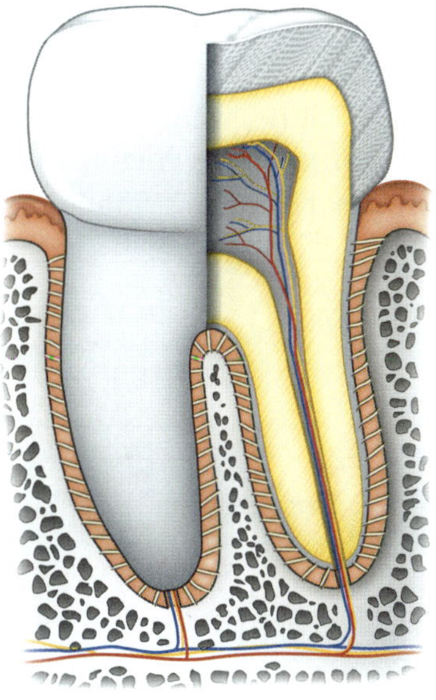

Zahnkrone

Zahnmark (Pulpa)

Zahnbein (Dentin)

Wurzelzement

b) Beschreiben Sie, was Jonas bei der Zahnpflege beachten sollte.

13 **Kariesfördernde Nahrung enthält vor allem Zucker, der gut am Zahn haftet, und/oder Säure. Dagegen ist zahngesunde Nahrung eher reich an Faserstoffen, die durch kräftiges Kauen die Selbstreinigung der Zähne fördern.**

a) **Entscheiden Sie, welche der folgenden Nahrungsmittel Karies fördern können, indem Sie sie durchstreichen.**

Schnitzel | Nüsse | Cola light | Möhren | Banane | Apfel | Weintrauben | Käse | Paprika

Limonade | Vollkornbrot | Orangensaft | Honig | Chips | Kaugummi | Trinkmilch

b) **Jonas überlegt: „Ist es gesünder für die Zähne, wenn ich 50 g Schokolade auf einmal esse oder sollte ich die Menge besser auf mehrere Portionen über den Tag verteilen?" Beantworten Sie seine Frage mithilfe der folgenden Abbildung.**

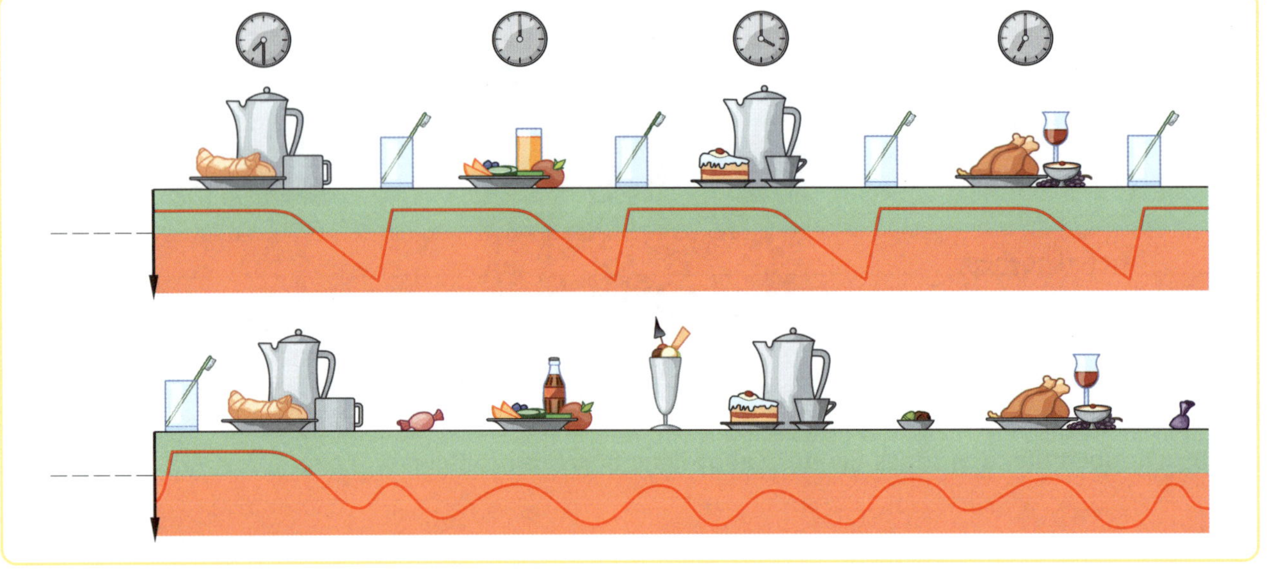

14 **Welche 4 Faktoren müssen zusammenwirken, damit Karies überhaupt erst entstehen kann?**

10 Die Atmung beobachten und unterstützen

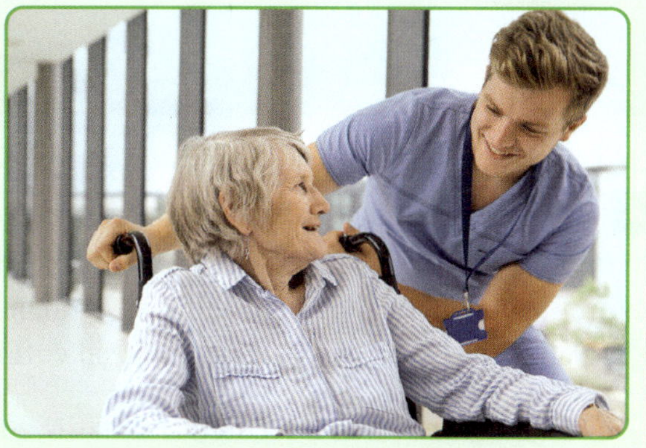

Leon ist 18 Jahre alt. Er leistet ein freiwilliges soziales Jahr (FSJ) im Krankenhaus seines Heimatortes ab. Obwohl er bislang mit kranken Menschen wenig zu tun hatte, ist er interessiert am Umgang mit ihnen und den Abläufen in einer so großen Einrichtung. In den ersten Tagen war Leon überrascht über die hohe Zahl an Senioren im Krankenhaus. Damit hatte er nicht gerechnet. Mittlerweile sind die ersten Wochen vergangen, und Leon merkt, dass er bei den Patienten, egal ob alt oder jung, „gut ankommt". Momentan sind viele Patienten erkältet. Einigen älteren Menschen fällt das Atmen schwer. Die warme Heizungsluft in den Zimmern trocknet die Schleimhäute der Atemwege zusätzlich aus.

1 Erklären Sie, welche Funktionen die Schleimhaut in den Atemwegen hat.

2 Im Aufenthaltsraum auf Leons Station hängt an der Wand eine Übersicht über die Atemwege. Beschriften Sie auf dem folgenden Bild die Atmungsorgane.

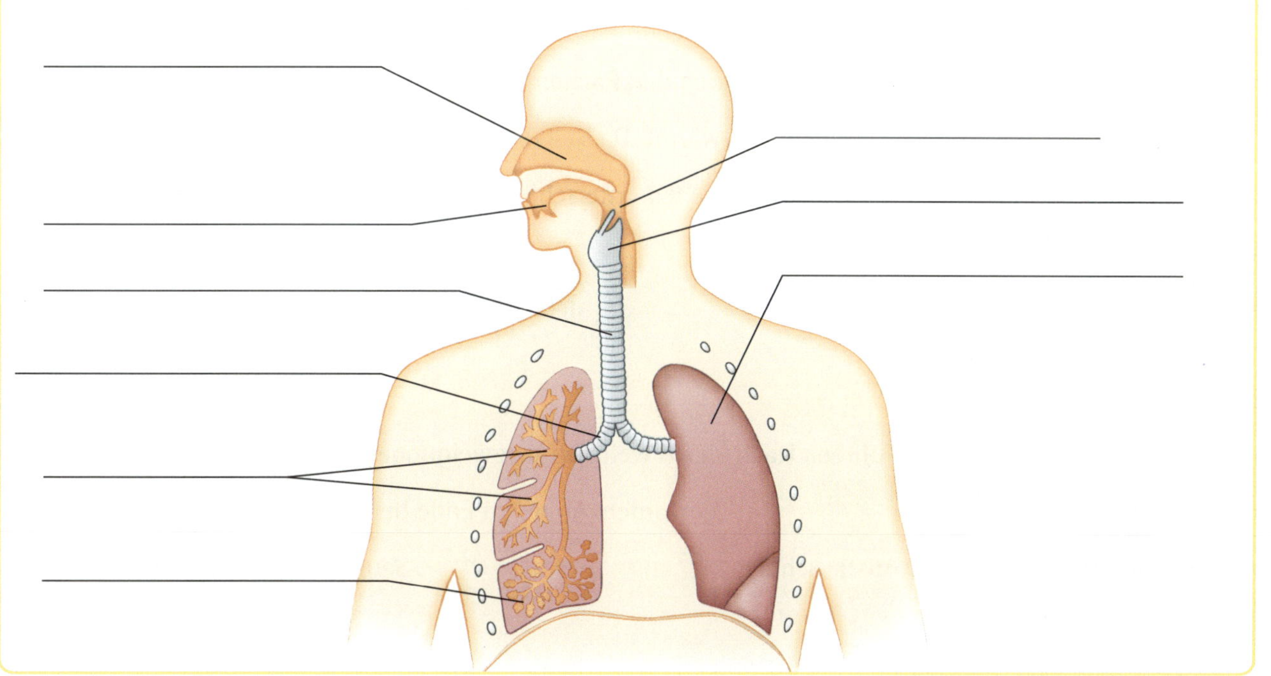

3 Diana ist als Stationsleiterin für die Begleitung von Leon im FSJ verantwortlich. Die beiden verstehen sich gut. Diana möchte, dass Leon die Praxis und die Theorie der Pflege vermittelt wird. Deshalb stellt sie ihm immer wieder einige Fragen. Zum Beispiel: Welche Gase sind am Gasaustausch in der Lunge beteiligt?

4 Das Blut transportiert Sauerstoff und Kohlendioxid durch den Körper. Markieren Sie

rot – das Blut, das viel Sauerstoff enthält
blau – das Blut, das viel Kohlendioxid enthält

	Blut, das von der rechten Herzhälfte zur Lunge fließt
	Blut, das von der Lunge zur linken Herzhälfte fließt
	Blut, das von der linken Herzhälfte zu allen Organen des Körpers fließt
	Blut, das von den Organen des Körpers zurück zur rechten Herzhälfte fließt

5 Aber auch Leon hat Fragen an die Pflegefachfrau Diana: „Okay, das mit den Atemgasen habe ich jetzt verstanden. Aber wie kommen die Gase dorthin, wo sie hinsollen?" Diana antwortet: „Die Luft, die wir einatmen, gelangt in die Lungenbläschen. Man nennt sie auch Alveolen. Davon hat der Mensch etwa 300 Millionen in der Lunge."
Ergänzen Sie Dianas Erläuterungen zu den Atmungsorganen mit den folgenden Begriffen.

Atemgase • Nasenhöhlen • Bronchiolen • Nase • Kehlkopf • Hauptbronchien • Luftröhre • Speisebrei • Lungenflügel • Atemluft • Kehlkopf

Vorher strömt die Luft durch die ______, durch den Rachen und durch den ______. In den ______ wurde die Einatemluft erwärmt. Da sie bei jedem Menschen anders geformt sind, tragen sie dazu bei, dass die Stimme jedes Menschen unterschiedlich klingt. Im Rachen kreuzen sich die Wege für die ______ und den ______. Der Kehldeckel auf dem ______ sorgt dafür, dass kein Speisebrei in die ______ gelangt.

Die Luftröhre verzweigt sich in zwei ______, die in die zwei ______ führen. Nach vielen weiteren Verzweigungen sind aus den zwei Hauptbronchien kleine ______ geworden. An deren Ende befinden sich die Lungenbläschen. An ihrer Oberfläche findet der Austausch der ______ Sauerstoff und Kohlendioxid statt.

6 **Anschließend beschreibt Diana noch, wie bei der Ein- und Ausatmung verschiedene Bereiche des Brustraums zusammen arbeiten. Bilden Sie ganze Sätze.**

Einatmung

- Das Zwerchfell (zieht sich zusammen/senkt sich).
- Die Zwischenrippenmuskeln (ziehen sich zusammen).
- Der Brustkorb
- Die Lunge
- Die Luft

Ausatmung

- Das Zwerchfell
- Die Zwischenrippenmuskulatur
- Der Brustkorb
- Die Lunge
- Die Luft

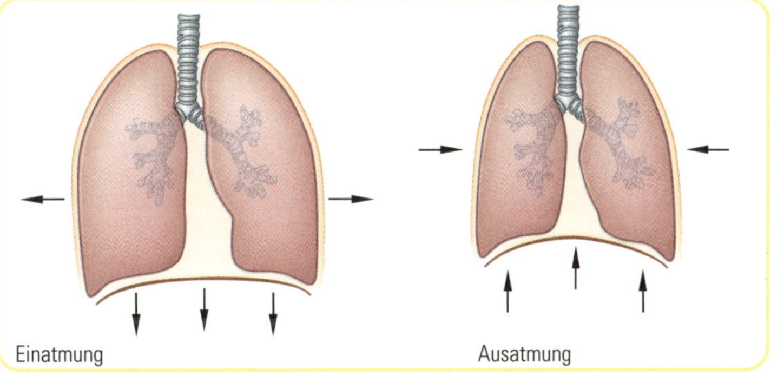

7 **Mithilfe einer Abbildung kann Diana Leon den Aufbau des Lungengewebes detaillierter erklären. Beschriften Sie die Abbildung.**

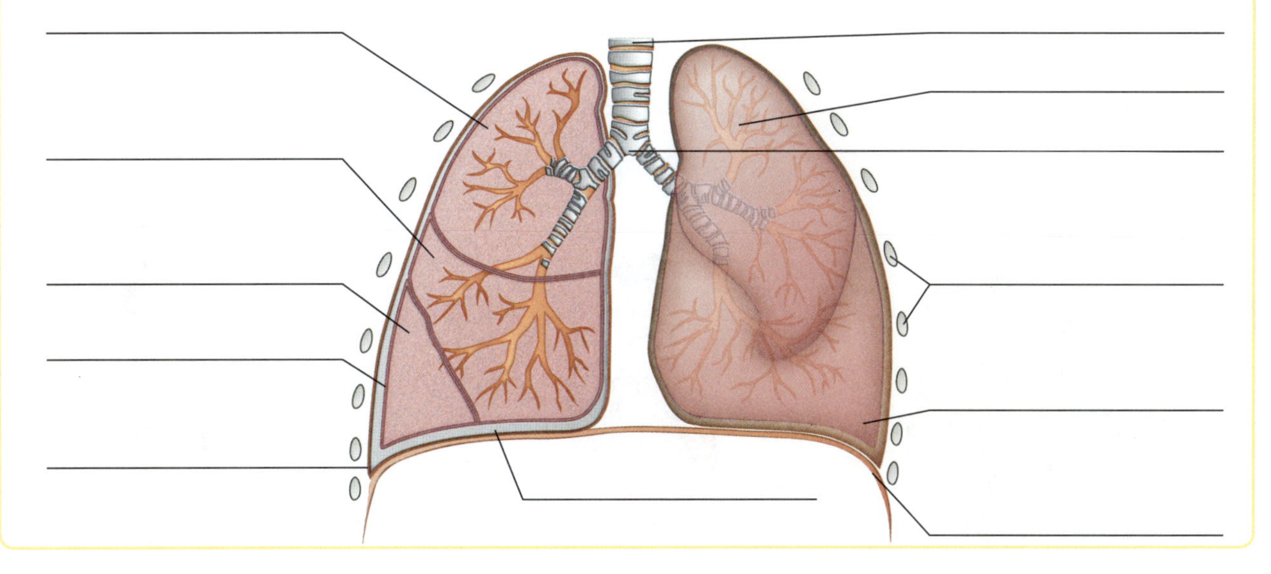

8 **Leon beobachtet bei einigen Patienten auf seiner Station, wie aus einer Erkältung eine akute Bronchitis entsteht. In einem Fachbuch, das er im Regal des Aufenthaltsraums findet, informiert er sich deshalb über verschiedene Atemwegserkrankungen. Notieren Sie in der Tabelle stichwortartig die Ursachen, Krankheitszeichen und Behandlungsmöglichkeiten verschiedener Atemwegserkrankungen.**

	Ursachen	Krankheitszeichen	Verhalten im Krankheitsfall/ Behandlungsmöglichkeiten
Asthma bronchiale			
Chronische Bronchitis			
Akute Bronchitis			

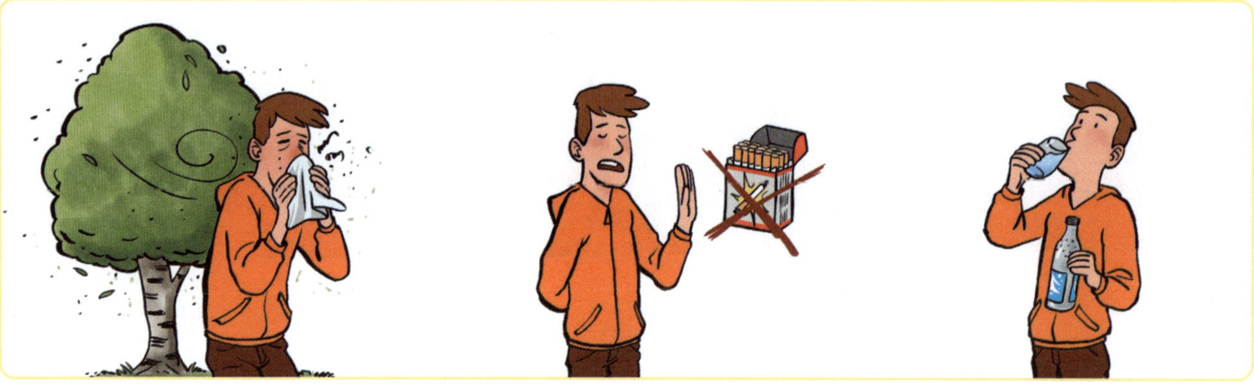

9 Ordnen Sie den Erkrankungen die richtigen Aussagen zu.

A Wird durch Rauchen verursacht.
B Tritt vor allem bei bettlägerigen oder wenig aktiven, älteren Menschen auf.
C Die Schleimhaut in den Lungenbläschen schwillt an.
D Kann zu Metastasen führen.
E Betroffene sollten viel trinken.
F Hohes Fieber ist ein typisches Symptom.
G Das Gewebe der Bronchien wuchert bösartig.

Lungenkrebs:

Lungenentzündung:

10 Frau Burmester ist 76 Jahre alt. Wegen einer Grippe und allgemeiner körperlicher Schwäche liegt sie seit drei Tagen auf Leons Station. Trotzdem fühlt sie sich immer schlechter. Als Leon an diesem Morgen zur Temperatur- und Blutdruckkontrolle ihr Zimmer betritt, findet er sie stark schwitzend und mit hochrotem Kopf im Bett vor. Seine Vermutung, dass Frau Burmester Fieber hat, bestätigt sich. 39,2 °C zeigt das Thermometer an. Sie ist unruhig und atmet schnell und flach. „Und beim Husten habe ich solche Schmerzen in der Brust", klagt Frau Burmester mit leiser Stimme.

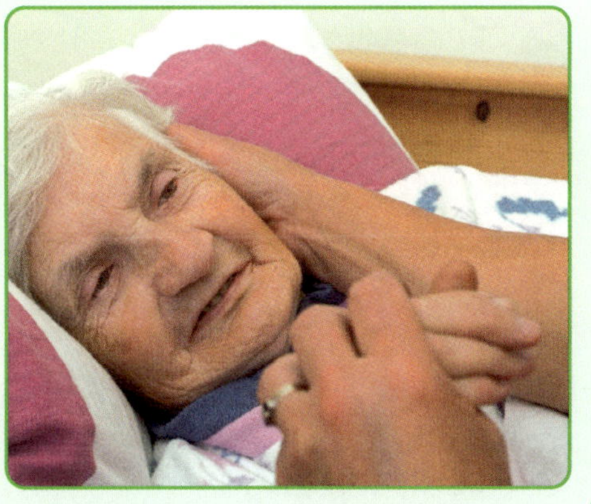

a) Notieren Sie die Symptome, die Leon bei Frau Burmeister beobachten kann.

b) Welche Erkrankung vermuten Sie aufgrund der vorliegenden Symptome?

c) Welche weiteren Symptome sind bei dieser Erkrankung denkbar?

11 **Im weiteren Verlauf kommt es bei Frau Burmester zu einer vermehrten Bildung von Sekret in den Atemwegen. Leon hat hierzu einige Fragen an die Pflegefachfrau Diana.**
Ergänzen Sie die passenden Fragen bzw. Antworten, die sich mit sekretlösenden Maßnahmen befassen.

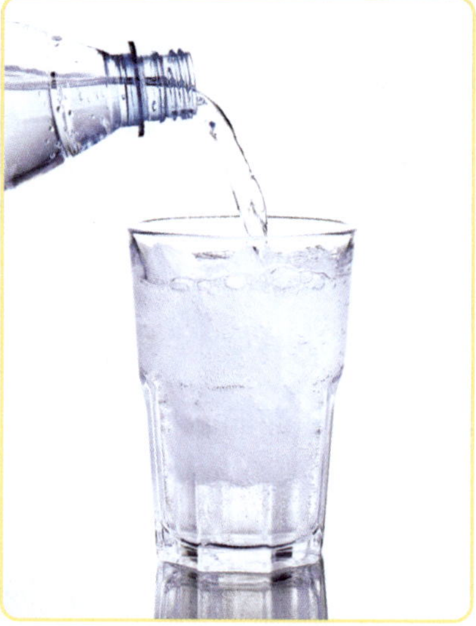

Leon:	Diana: „Damit sich das gelöste Sekret verflüssigen kann."
Leon: „Auf welchen Wegen können ätherische Öle sekretlösend wirken?"	**Diana:**
Leon:	Diana: „Durch das Einatmen von Wasserdampf."
Leon: „Mit welcher Art der Inhalation gelangen die Tröpfchen am tiefsten in die Atemwege?"	**Diana:**

12 **Pflegefachfrau Diana bittet Leon, von nun an verstärkt die Atmung von Frau Burmester zu beobachten.**
Notieren Sie die Kriterien, nach denen Leon die Qualität der Atmung beurteilen kann.

13 **Tragen Sie die gesuchten Begriffe in das Rätsel zum Thema „Die Atmung beobachten“ ein. (ä = ae)**

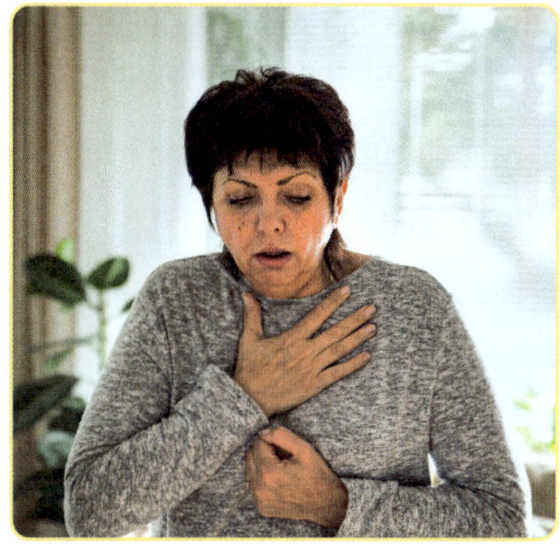

1. Führt zu einer erhöhten Atemfrequenz.
2. Ein Atemzug besteht aus Einatmung, Ausatmung und ...
3. In diesem Zustand ist die Atemfrequenz niedrig.
4. Wenn die Atmung behindert ist, entstehen oft ...
5. Durch Atemnot leiden Betroffene vielfach an starker ...
6. Bei Schmerzen im Brustbereich werden die Atemzüge ...
7. Gemeinsames Symptom von Asthma bronchiale, Bronchitis und Lungenentzündung.
8. Sie produziert in den Atemwegen das Sputum.

Lösungswort:

1	2	3	4	5

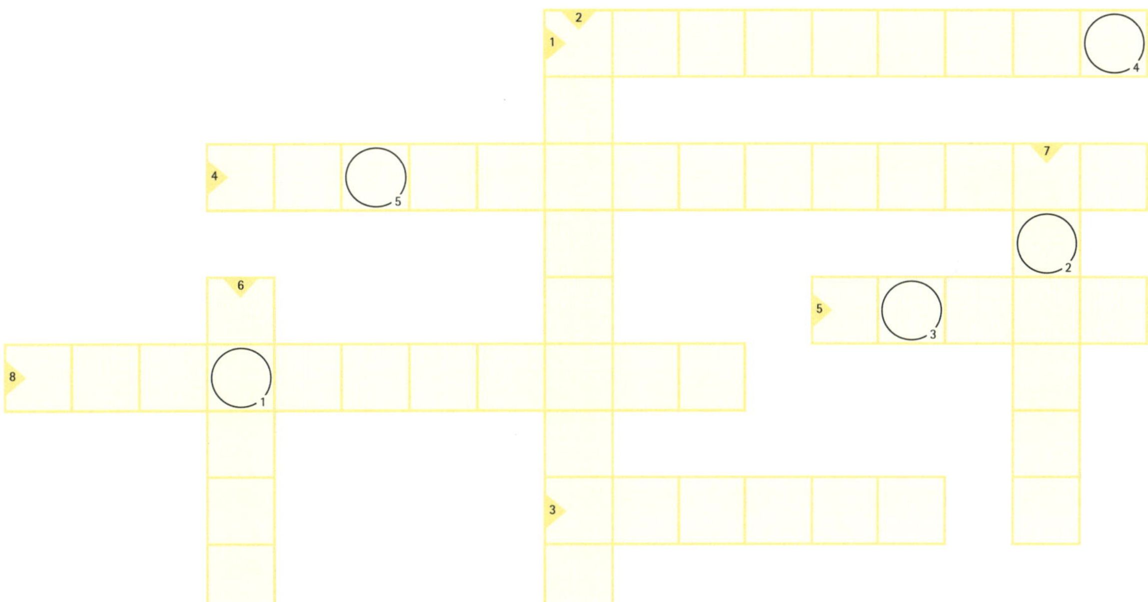

14 **Kreuzen Sie die richtigen Aussagen zur Pflege bei Atemwegserkrankungen an.**

- ☐ Eine Lungenentzündung wird auch Bronchitis genannt.
- ☐ Bettlägerige Personen gelten als Risikogruppe für Pneumonien.
- ☐ Sie sollten darum Bewegungsübungen im Bett durchführen.
- ☐ Atemübungen müssen alle zwei Tage durchgeführt werden.
- ☐ Eine Hochlagerung des Oberkörpers erleichtert oft die Atmung.
- ☐ Nicht zu viel lüften, damit der Kohlendioxidgehalt im Zimmer nicht steigt.

15 Die richtige Anwendung eines Dosieraerosols erfordert Übung. Bringen Sie die folgenden Anweisungen zur Anwendung eines Dosieraerosols in die richtige Reihenfolge (1–7).

☐ Mundstück in den Mund nehmen und mit den Lippen abdichten

☐ Schütteln

☐ Behälter aus dem Mund nehmen und durch die Nase ausatmen

☐ Luft anhalten

☐ Ausatmen

☐ Auf den Behälter drücken und tief durch den Mund einatmen

☐ Kappe abziehen und Behälter aufrecht halten

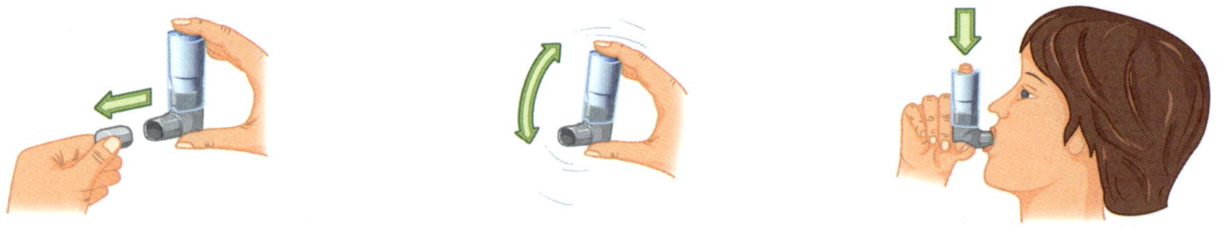

16 Vervollständigen Sie die Sätze zum Thema Atmung, indem Sie die Buchstaben richtig ordnen.

- Die Einatemluft strömt über Nase und Rachen in die ________ **(elfruhört)**.
- Am Ende gelangt sie in die ________ **(lenuschgelbänn)**.
- Diese werden auch ________ **(nolevale)** genannt.
- Das Atemgas, das vermehrt bei der Ausatmung abgegeben wird ist das ________ **(hokdixendoil)**.
- Ein Kriterium zur Beurteilung der Atmung ist die ________ **(metaaquälitt)**
- Der Übergang von Sauerstoff in die Blutbahn ist bei einer ________ **(meunopnie)** behindert.

11 Die Funktionen von Blut, Herz und Kreislauf beobachten und unterstützen

1 **Laura absolviert ein Praktikum in der Praxis des Internisten und Kardiologen Dr. Reinhard. Sie hat schon gelernt, Telefongespräche anzunehmen, Patienten in die Behandlungsräume zu bitten und die Barcode-Aufkleber für die Blutentnahmeröhrchen auszudrucken. Außerdem war sie oft dabei, wenn Patienten anschließend Blut abgenommen wurde. Das Thema „Blut" wird Laura auch in ihrem Praktikumsbericht genauer beschreiben.**

Ergänzen Sie Lauras Schaubild zur Zusammensetzung des Blutes mit folgenden Zahlen und Begriffen:

Blutplättchen • 90 % Wasser • 55 % Blutplasma • weiße Blutzellen • 10 % gelöste Stoffe • 45 % Blutzellen • rote Blutzellen

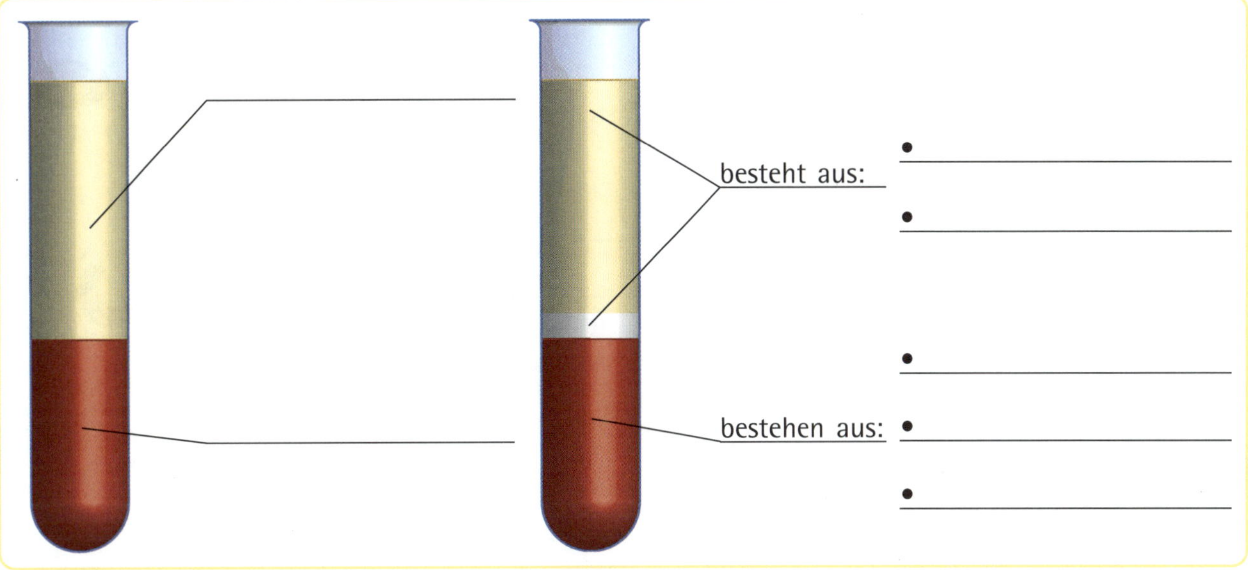

2 **Helfen Sie Laura bei der Zusammenstellung der wichtigsten Aufgaben des Blutes.**

Wärme | im Körper. | Nährstoffe | und Krankheitserreger. | und Kohlendioxid. | Blutgerinnung und | Sauerstoff | sorgt für | Fremdstoffe | verteilt | bekämpft | zu den Körperzellen. | transportiert | Blutstillung. | transportiert

Das Blut …

3 **Zu den drei Hauptgruppen von Blutzellen notiert Laura die wichtigsten Informationen.**

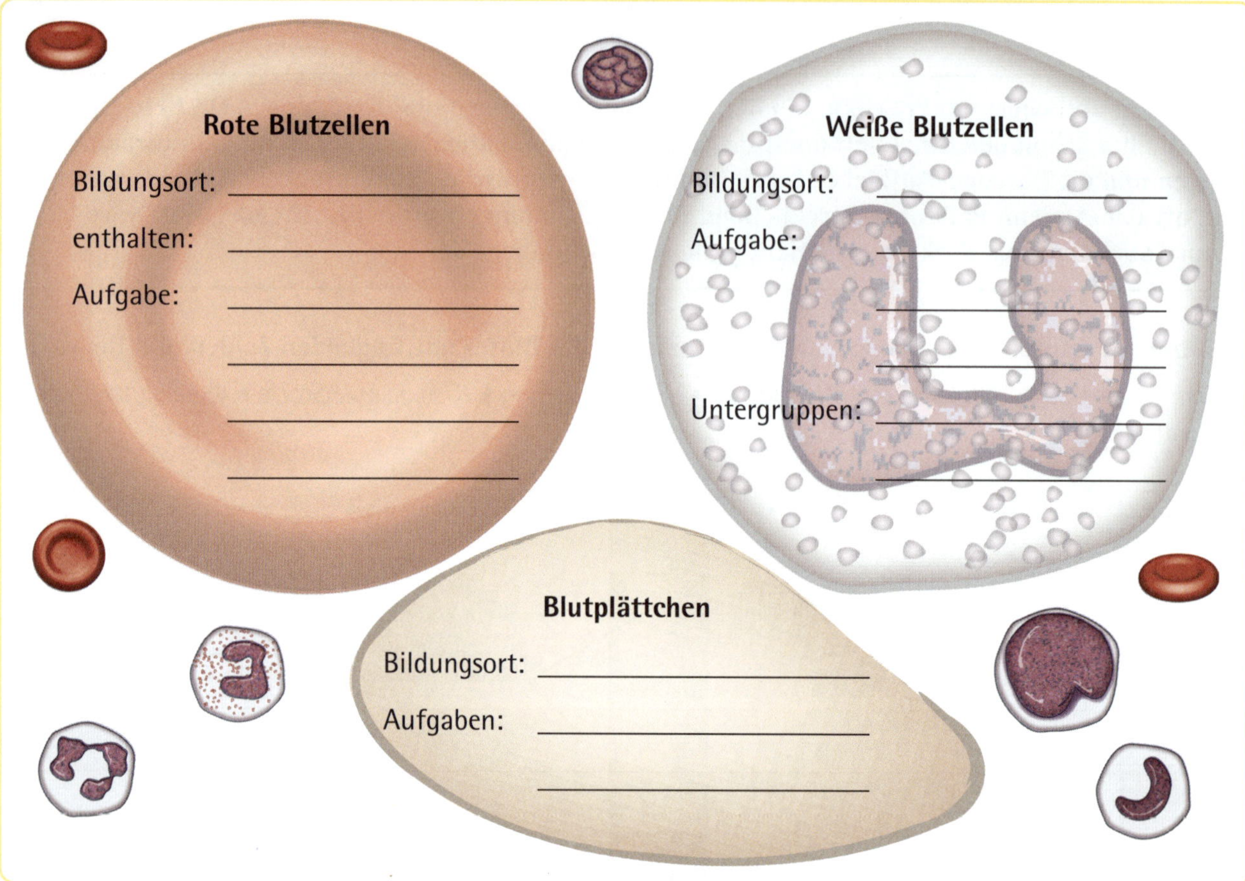

4 **Als Letztes fasst Laura das Thema „Lymphsystem" zusammen. Bilden Sie aus den folgenden Satzbausteinen 5 Sätze zum Lymphsystem und bringen Sie diese in eine sinnvolle Reihenfolge.**

Ein Teil davon • Krankheitserreger werden • wenn durch Blutdruck • Deshalb schwellen • die Lymphknoten bei Entzündungen • Flüssigkeit ins Gewebe gepresst wird • gelangt in die Lymphgefäße • wegen ihrer hohen Aktivität an • in den Lymphknoten herausgefiltert

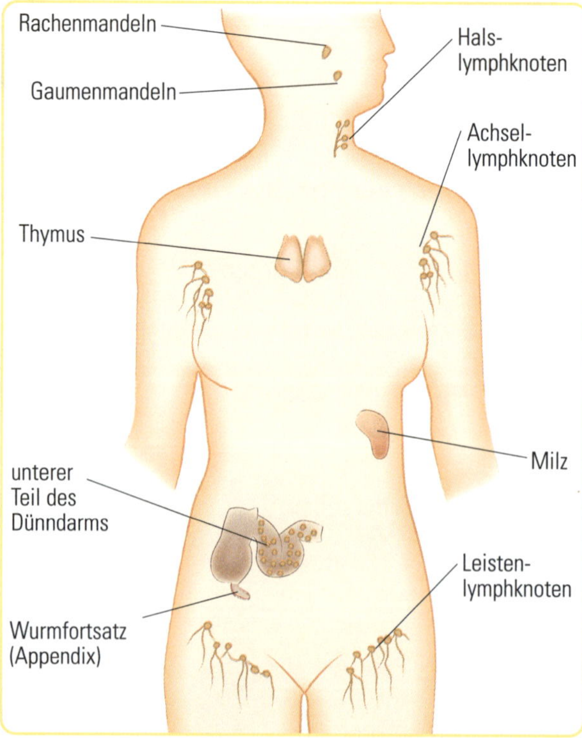

Die Lymphflüssigkeit entsteht, ...

5 Während Laura ihren Praktikumsbericht schreibt, nutzt sie ihr Fachbuch um ein paar Detailfragen zu klären. Sie erfährt, dass das Hämoglobin ein eisenhaltiger Blutfarbstoff ist. Eisen? Da war doch was. Ihr Arzt hat es ihr in der Vergangenheit schon mal in Form von Kapseln verschrieben. Erläutern Sie, aus welchen Gründen es zu Eisenmangelerscheinungen kommen kann, und nennen Sie die Symptome.

6 Gestern ging es in der Praxis plötzlich hektisch zu. Ein Kleinkind hatte Erdnüsse gegessen und daraufhin einen allergischen Schock entwickelt. Die Atemwege haben sich dadurch verengt und das Kind hatte akute Atemnot. Luise, eine erfahrene MFA, hat Laura anschließend einiges über den allergischen Schock erklärt. Beschriften Sie die Aussagen zum allergischen Schock mit U (Ursachen), S (Symptome), G (Gefahr) und M (Maßnahmen).

	Blutdruckabfall
	Atemstillstand
	akute Reaktion auf einen Kontakt mit allergieauslösendem Stoff
	Atemnot
	Schocklagerung
	Kreislaufstillstand
	Kontakt mit allergieauslösendem Stoff unterbrechen

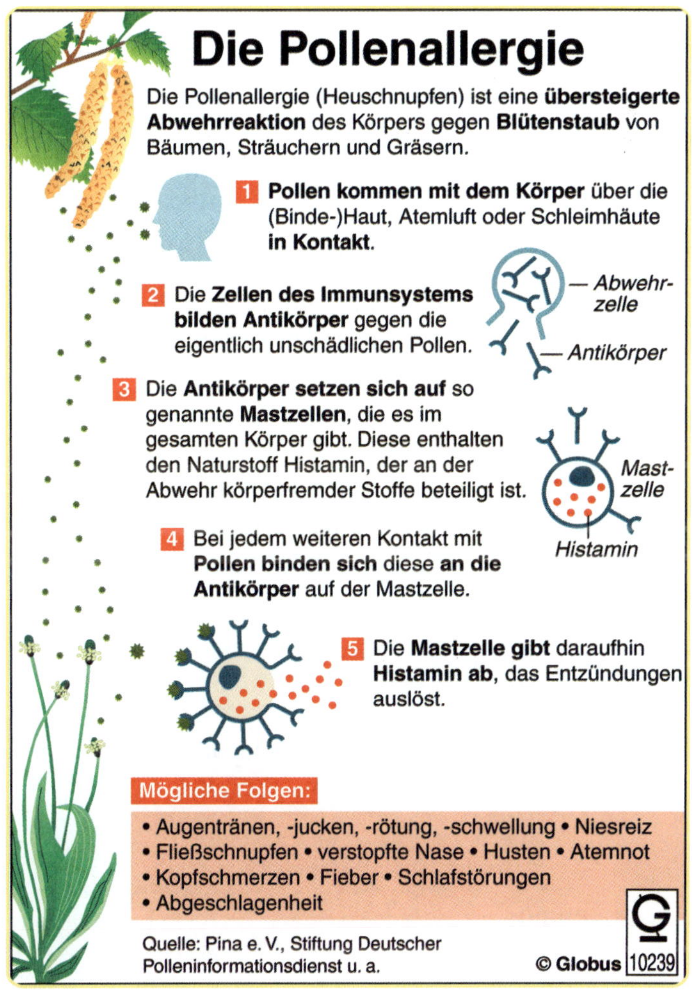

7 Die letzten Wochen vor dem Praktikum waren schwer für Laura. Viele Klassenarbeiten, Stress mit den Freundinnen aus der Volleyballmannschaft und jetzt hat auch noch ihr Freund Schluss gemacht. Seit einigen Wochen schon fühlt sich Laura nicht gut. Ständig hat sie Schnupfen, Husten, manchmal leichtes Fieber. „Bei mir läuft im Moment einfach alles schief, und jetzt bin ich auch noch ständig krank! Was soll ich machen?", fragt sie ihre Freundin Nadja. Die hat einige Tipps für sie.
Welche Tipps sind geeignet, um die Abwehrkräfte in Laura Körper zu stärken?

- ☐ „Sei kein Warmduscher, dusche dich im Wechsel auch mit kaltem Wasser."
- ☐ „Lass dich gegen Fieber impfen."
- ☐ „Vermeide in nächster Zeit den stressigen Kontakt mit deinem Ex."
- ☐ „Wenn du magst, geh zukünftig regelmäßig in die Sauna."
- ☐ „Kauf dir ein Blutdruckmessgerät fürs Handgelenk."
- ☐ „Iss weniger Pommes frites am Schulkiosk, besser mehr Obst und Gemüse."
- ☐ „Mach weiter Sport."
- ☐ „Nimm möglichst oft Trinkjoghurt oder Smoothies zu dir."

8 Beurteilen Sie die folgenden Aussagen (richtig/falsch) und ihre Verknüpfungen (richtig/falsch/sinnlos).

	Aussage A	Aussage B
Aussage 1	Für passive Impfungen werden einem Blutspender Antikörper entnommen …	… damit Menschen sich gefahrlos infizieren können.
Verknüpfung		
Aussage 2	Bei der aktiven Impfung muss der Körper selbstständig Antikörper bilden …	… weil er abgeschwächte Erreger erhalten hat.
Verknüpfung		
Aussage 3	Die passive Impfung wird vorbeugend durchgeführt …	… weil sie sofort wirkt.
Verknüpfung		

9 **Luise, Lauras Kollegin, möchte, dass Laura mehr über das Herz- und Kreislaufsystem weiß, damit sie schon bald den Blutdruck bei Patienten messen kann. Luise: „Einfach nur die Messung durchführen, macht keinen Sinn. Du sollst auch verstehen, was du da misst und wie die Werte zustande kommen. Dazu musst du wissen, wie das Herz aufgebaut ist und wie es arbeitet." Beschriften Sie die Abbildung des Herzens. Kennzeichnen Sie Hohlräume und Blutgefäße, durch die sauerstoffreiches Blut fließt rot, solche, durch die sauerstoffarmes Blut fließt, blau.**

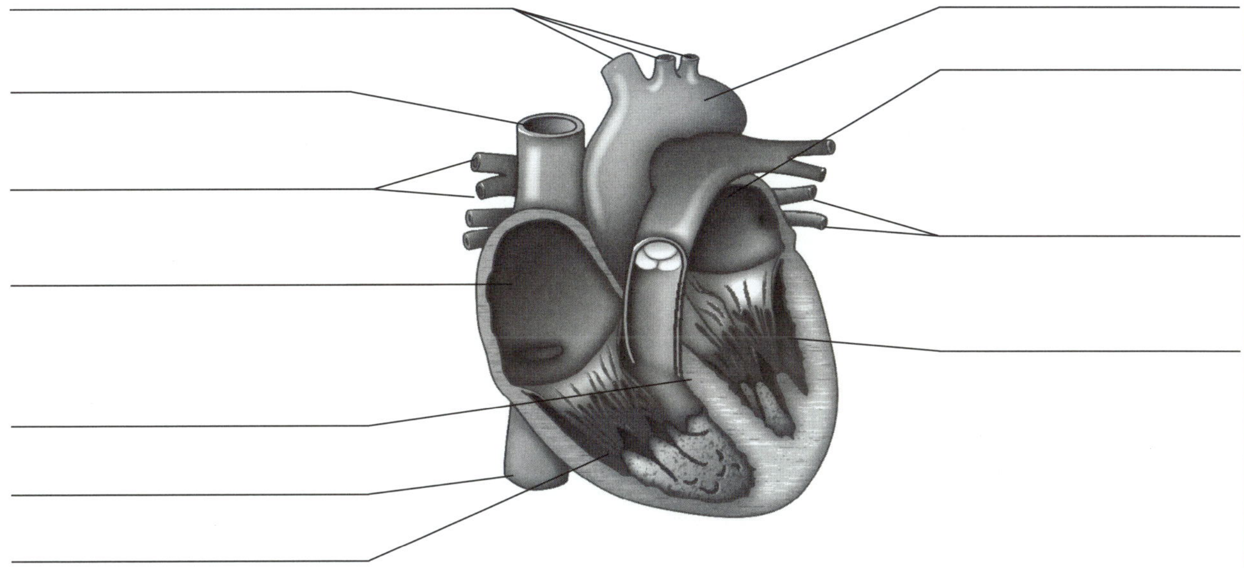

10 **Das Herz arbeitet abwechselnd in 2 Phasen. Nennen Sie die Fachbegriffe.**

Der Herzmuskel erschlafft:	
Der Herzmuskel zieht sich zusammen (er kontrahiert sich):	

11 **Laura fragt Luise: „Wieviel Blut wird eigentlich vom Herz herausgepumpt, wenn es sich zusammenzieht?" Luise: „Während jeder Kammersystole werden ca. 70 ml Blut aus jeder Herzkammer gepumpt. Jetzt gebe ich dir noch mehr Antworten, und du stellst die passenden Fragen." Formulieren Sie Fragen zu den vorgegebenen Antworten.**

Frage	Antwort
	Während der Systole.
	Die Taschenklappen sind geschlossen und die Segelklappen geöffnet.
	Es gelangt in die Kammern.
	In die Aorta und in die Lungenarterien.

12 In der Mittagspause unterhalten sich die Medizinischen Fachangestellten über Erlebnisse, die sie am Vormittag mit Patienten hatten. Das findet Laura immer besonders spannend, weil sie dann manches versteht, was ihr zuvor unklar war. Zum Beispiel die Sache mit der Patientin mit Herzinsuffizienz. Luise zeichnet für Laura eine kleine Skizze zum Lungen- und Körperkreislauf. „Wenn du verstanden hast, wie das Blut durch die Kreisläufe fließt, dann kannst du auch die Auswirkungen und Symptome der Herzinsuffizienz ableiten."
Tragen Sie die folgenden Begriffe in die Übersicht zur Herzinsuffizienz ein.

allgemeine Leistungsschwäche • Mangelversorgung des Körperkreislaufs • Lungenödem • Stauung im Körperkreislauf • Mangeldurchblutung der Lunge • Gewichtszunahme • Nykturie • Zyanose • Schweißausbrüche • Zyanose • Stauung im Lungenkreislauf • Ödeme in Bauch und Beinen • Atemnot • gestaute Halsvenen

Rechtsherzinsuffizienz

Auswirkungen auf den Kreislauf:

____
____
____
____

Symptome:

____
____
____
____
____
____

Linksherzinsuffizienz

Auswirkungen auf den Kreislauf:

____
____
____
____

Symptome:

____
____
____
____
____
____

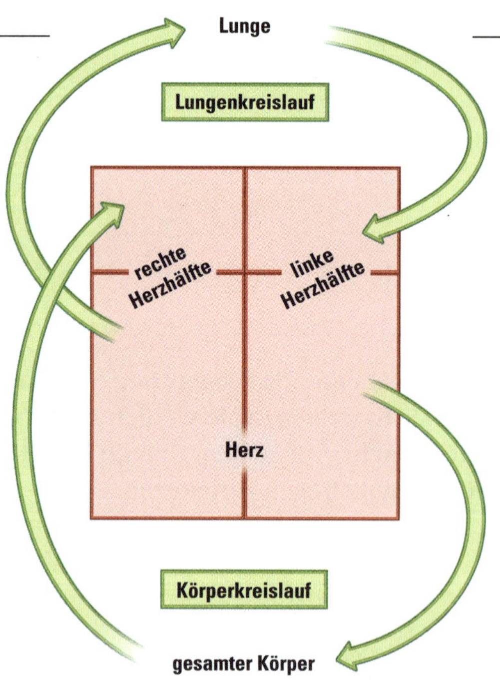

13 Natürlich reden die Kolleginnen auch über Herrn Hemaster. Er kam heute in die Praxis und wurde von Dr. Reinhard sogleich ins Krankenhaus eingewiesen und mit einem Notarztwagen abgeholt. Luise erzählt: „Als er in die Praxis kam, sagte er zu mir: „Also, schlimm ist das mit meinem Herzen. Immer wieder habe ich plötzlich diese Schmerzen. Es fühlt sich an, als wenn mir jemand einen Eisenring um die Brust legt und immer enger zieht. Angst krieg ich da! Wenn meine Frau dabei ist, sagt sie: ‚Du bist ja ganz blass!' Aber nach einer Viertelstunde ist alles wieder vorbei. Zum Glück, in meinem Job hab ich schließlich genug zu tun. Manchmal bleibt kaum Zeit für Schokolade und ein paar Zigaretten in den kurzen Pausen, die ich mir gönne."

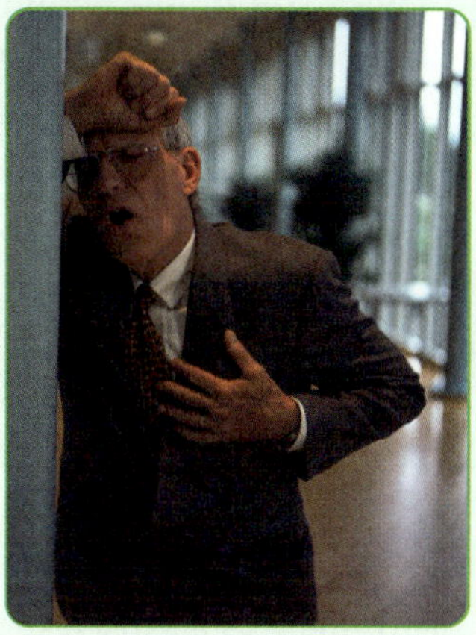

a) Wie heißt die Krankheit, von der Herr Hemaster berichtet? Beschreiben Sie die typischen Symptome.

b) Welche Ursachen tragen wahrscheinlich zum Zustand von Herrn Hemaster bei?

c) Welche Folgen drohen Herrn Hemaster, wenn er seine Lebensweise bzw. sein Verhalten nicht ändert?

14 Welche der folgenden Aussagen treffen für die Gefäße zu?

Arterien ______ Kapillaren ______ Venen ______

A Führen das Blut vom Herzen weg in den Körper.
B Sie profitieren von der „Arterienpumpe".
C Sie werden auch „Haargefäße" genannt.
D Durch ihre dünne Wand kann ein Austausch von Gasen und Stoffen stattfinden.
E Sie besitzen eine dicke Muskelschicht.
F Sie werden oft durch Muskeln, die sie umgeben, zusammengedrückt.
G Sie leiten das Blut zum Herzen hin.
H Klappen in ihnen bestimmen die Fließrichtung des Blutes.

15 Laura soll in der Schule einen Patienten vorstellen, den sie im Praktikum kennengelernt hat. Sie bereitet sich deshalb darauf vor, über Frau Schulze zu berichten. Diese ist wegen Beschwerden aufgrund ihrer Arteriosklerose bei Dr. Reinhard in Behandlung.
Ergänzen Sie den Text zum Thema Arteriosklerose mit den passenden Begriffen.
Tipp: 7 Begriffe bleiben übrig und dürfen nicht eingesetzt werden.

Blutgefäße • Bluthochdruck • Beinen • besser • Herzinfarkt • Krampfadern • Hirntumor • leichter • Schlaganfall • Venenklappen • verkalkt • Rauchen • dicker • Arterien • Übergewicht • Arterie • Raucherbein • Venen

Frau Schulze leidet unter Arteriosklerose. Dr. Reinhard hat ihr erklärt, dass ihre ______ nicht mehr so elastisch seien wie früher, sie würden stattdessen ______ und härter. Und darum würden sich ______ Blutgerinnsel an den Innenwänden der Gefäße bilden. Frau Schulze sagt darum immer, ihre Adern seien ______. Das stimmt aber eigentlich nicht ganz, denn betroffen sind nicht alle Adern, sondern vor allem die ______.

Früher hat Frau Schulze die Ratschläge ihres Arztes nicht so ernst genommen. Sie sollte ihr ______ verringern, mit dem Rauchen aufhören und sich häufiger bewegen. Mittlerweile macht sie sich aber ernsthaft Sorgen um ihre Gesundheit, denn Dr. Reinhard hat ihr bei ihrem letzten Besuch ganz deutlich gesagt, dass sie einen ______ bekommen könne, wenn eine Arterie im Gehirn verschlossen sei. Und ein ______ entstehe durch den Verschluss eines Herzkranzgefäßes. Sie war zuletzt bei ihrem Doktor, weil sie beim Gehen schon nach 100 Metern solche Schmerzen in den ______ bekam, dass sie immer wieder stehen bleiben musste. Eine ______ im Bein sei nahezu verschlossen, hatte ihr Doktor gesagt. Das sei der erste Schritt zum sogenannten ______.

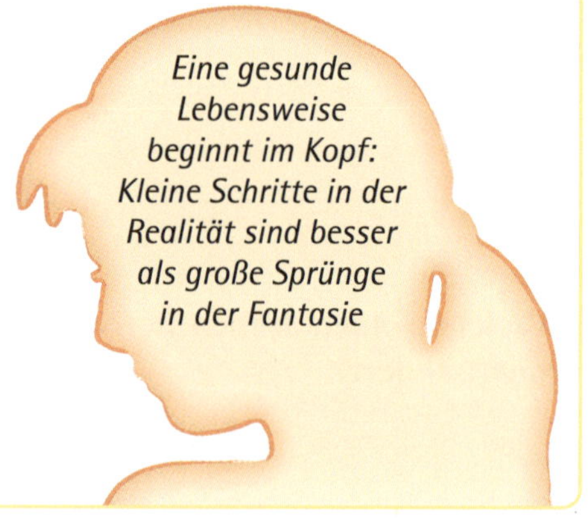

16 Suchen Sie aus dem „Wortwurm" Symptome und Folgen der Hypotonie.

Hoherblutdruckgesundenahrungkopfschmerzenschwindelübergewichtarteriosklerosekonzentrationsstörungenkompressionsverbandundschwarzvordenaugenübelkeitthrombosekurzebewusstlosigkeitinfarktsturztachycardie

______

______

______

______

______

17 **Als Laura nach der Mittagspause hinter den Anmeldetresen tritt, verabschiedet ihre Kollegin Luise gerade eine Patientin. „Also dann bis morgen, Frau Gorezko. Und denken Sie daran: Immer die Treppe nehmen statt den Aufzug. Das ist besser für Ihre Beinvenen!"**

Erklären Sie, warum Luises Tipp sinnvoll für Menschen mit Varizen ist. Kennen Sie weitere Tipps?

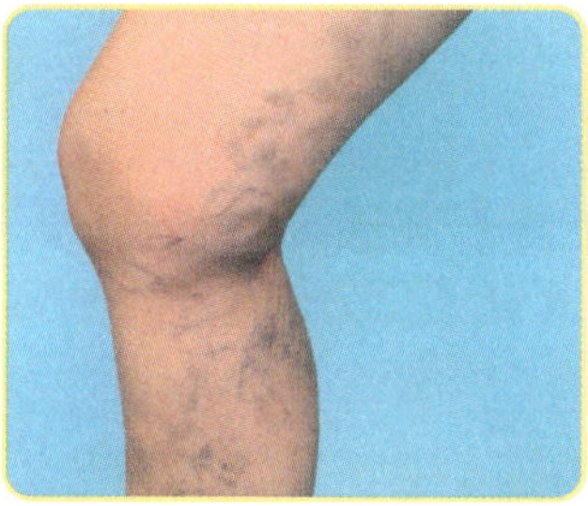

Weitere Tipps:

18 **Luise: „Morgen kommt Frau Gorezko wieder zu uns, Laura. Der Doktor möchte sie nochmal wegen ihres Schwindels und ihrer Schlafstörungen sehen. Dann kannst du ihren Blutdruck messen. Über das Herz- und Kreislaufsystem weißt du ja mittlerweile gut Bescheid. Ich erkläre dir jetzt alle Details zum Messgerät und wie die Messung genau abläuft. Vorher noch ein paar Aussagen zum Thema Puls und Blutdruck. Du entscheidest, ob sie wahr oder falsch sind." Entscheiden Sie, ob die folgenden Aussagen wahr (W) oder falsch (F) sind.**

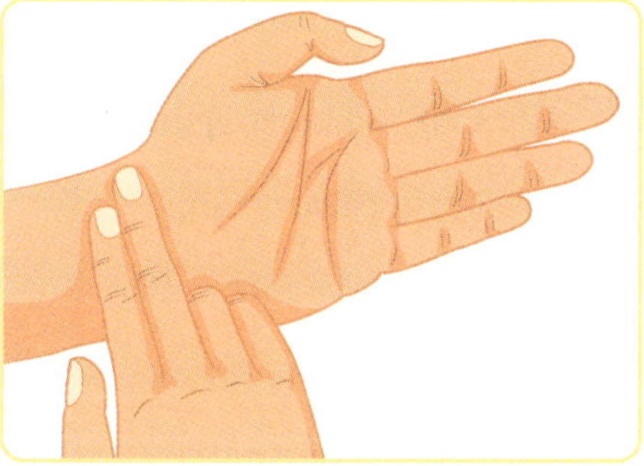

- Den Puls kann man nur an der Speichenarterie und der Halsschlagader tasten.
- Die Pulsfrequenz pro Minute ermittelt man, indem man den Wert, den man in 15 Sekunden ermittelt hat, durch 4 dividiert.
- Um gültige Werte zu erhalten, sollte der Patient ruhig liegen oder sitzen.
- Den Puls tastet man an der Daumenseite des Handgelenks.
- Bei Kindern ist eine höhere Pulsfrequenz normal.
- Der Daumen eignet sich für die Pulsmessung wegen seiner großen Auflagefläche besonders gut.
- Als Bradykardie bezeichnet man eine Pulsfrequenz <60/Minute.
- Bei tachykarden Werten sollte man die Messung zur Sicherheit nach etwa 10 Minuten wiederholen.
- Anhand des Pulsrhythmus erkennt man, ob der Puls kräftig oder schwach ist.

19 Beschriften Sie die Instrumente für die Blutdruckmessung und den Text zur Messtechnik.

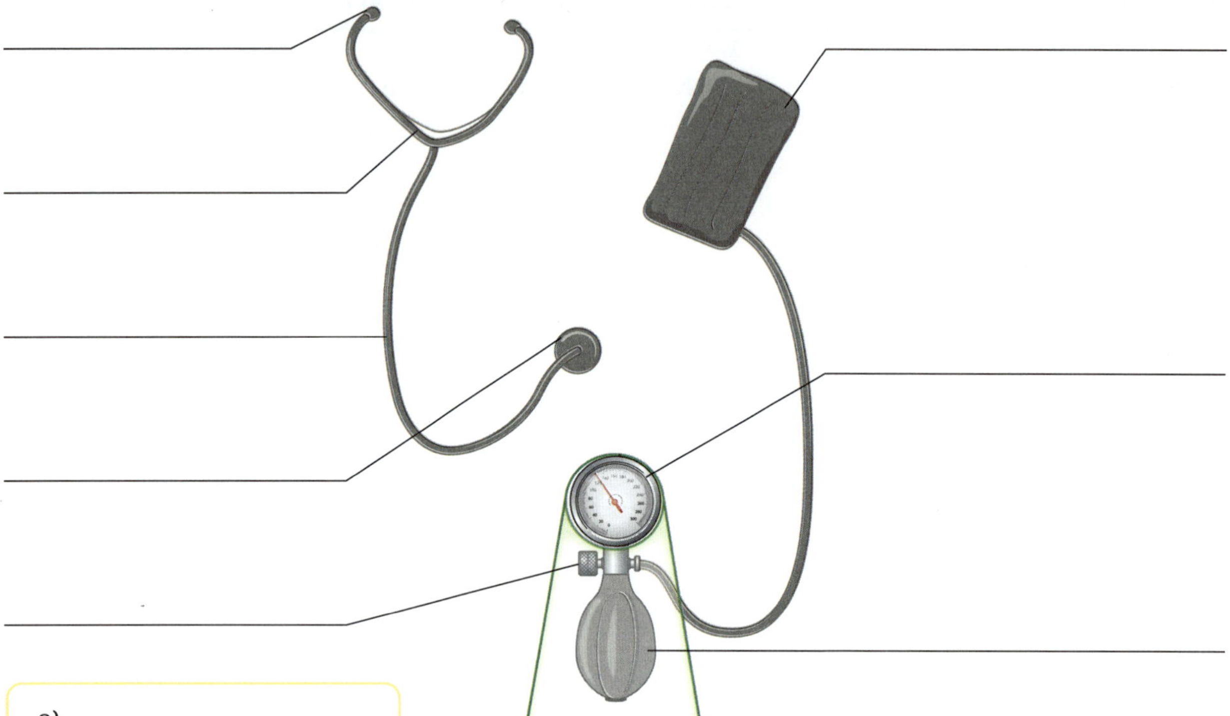

1)
Der Druck in der Manschette ist _____ als der Druck in der Arterie. Sie wird dadurch _____ _____. Durch vorsichtiges Drehen am _____ wird der Druck in der Manschette langsam _____ _____.

2)
In dem Moment, indem der Blutdruck die _____ während eines Pulsschlages erstmals ein wenig öffnen kann, strömt Blut hindurch. Der _____ hörbare Ton entsteht (= _____ Blutdruckwert).

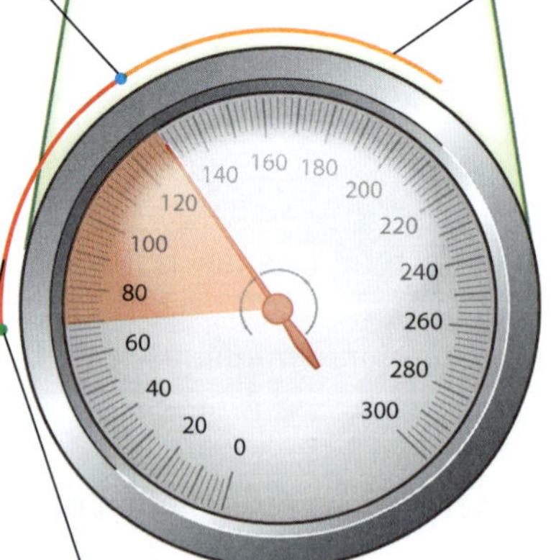

3)
Der _____ wird weiter abgelassen, die _____ weitet sich, die Töne werden _____.

4)
Unmittelbar bevor der Druck in der Manschette _____ ist wie in der _____, entsteht der _____ hörbare Ton (= _____ Blutdruckwert).

20 Frau Gorezko (74 Jahre) leidet häufig unter Schlafstörungen und Schwindel und besucht deshalb zurzeit regelmäßig die Praxis von Dr. Reinhard. Zu ihm hat sie seit Jahren großes Vertrauen. Heute misst Laura den Blutdruck bei Frau Gorezko. Sie führt die Messung fehlerfrei durch. Als sie Frau Gorezko den Wert mitteilt, ist diese verwundert. „Komisch. Zu Hause, mit dem Blutdruckmessgerät meines Mannes, ist da was ganz anderes rausgekommen …"

a) Worin können die Ursachen für die unterschiedlichen Messergebnisse liegen?

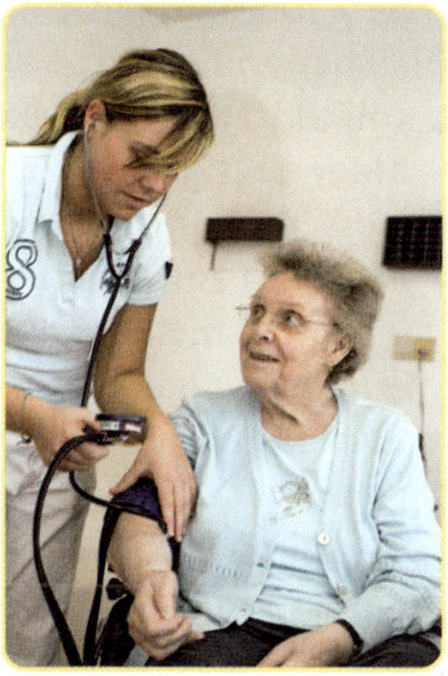

b) Bei Frau Gorezko wird auch bei Folgemessungen in den kommenden Wochen ein dauerhaft zu hoher Wert gemessen. Ihre Ergebnisse liegen meist bei etwa 185/120 mm Hg. Welches könnten mögliche Ursachen für den hohen Blutdruck bei Frau Gorezko sein?

c) Manchmal unterlaufen auch erfahrenen Fachkräften Fehler bei der Messung. Nennen Sie mögliche Fehlerquellen bei einer Blutdruckmessung.

12 Die Körpertemperatur beobachten und beeinflussen

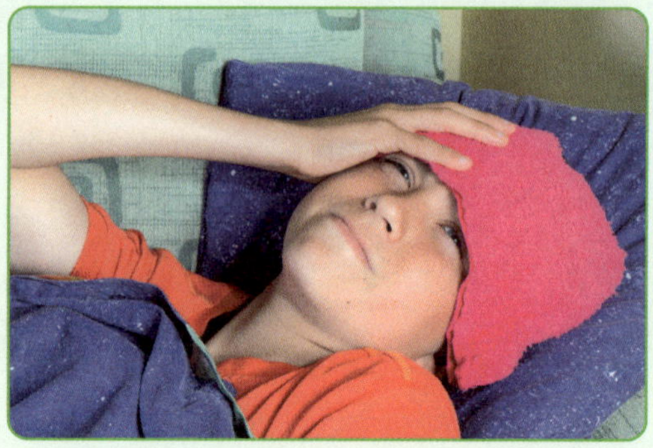

„Mein Sohn Tobias liegt nun schon seit vier Tagen im Bett. Diesmal hat's ihn voll erwischt. Er hat hohes Fieber und schwitzt stark. Kinder in seinem Alter – Tobias ist 12 – „stecken so etwas gut weg", hat der Kinderarzt gesagt. Tobias ja, ich aber nicht. Fieber messen, Wärmflasche auffüllen, für Getränke sorgen bevor ich zur Arbeit gehe, seine Bettwäsche wechseln – ich komme mir vor wie eine Krankenschwester. Nur seine ständigen Fragen kann ich nicht beantworten. „Mama, warum zittere ich so? Woher kommt der ganze Schweiß? Wann kann ich wieder draußen spielen?" Natürlich mache ich das alles gern für ihn. Aber ich bleibe dabei: Was allein erziehende und berufstätige Mütter leisten wenn ihre Kinder krank sind, das können sich viele nicht vorstellen ..."

1 a) **Beantworten Sie die Fragen von Tobias Mutter zur Regulierung der Körpertemperatur. Ordnen Sie den folgenden Aussagen die passenden Begründungen zu und notieren Sie dann den vollständigen Satz in der richtigen Spalte.**

Aussagen	Begründungen
• Die Muskelzellen sorgen für Zitterbewegungen ...	... um über die Ausatmung Wärme abzugeben.
• Die Schweißdrüsen sondern Schweiß ab ...	... damit Wärme erzeugt wird.
• Die Atemfrequenz wird erhöht ...	... um die Durchblutung und Wärmeabgabe zu vermindern.
• Die Muskelschicht der Blutgefäße zieht sich zusammen ...	... um die Durchblutung und Wärmeabgabe zu erhöhen.
• Die Muskelschicht der Blutgefäße weitet sich ...	... damit der Körper von außen gekühlt wird.

Regulierung der Körpertemperatur

bei zu niedriger Temperatur: 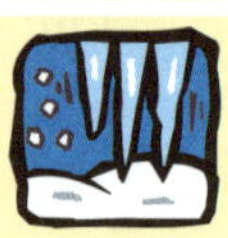	bei zu hoher Temperatur: 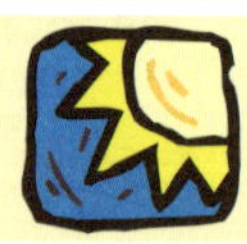

b) Begründen Sie, warum der Körper auf eine Unterkühlung anfangs mit Zittern und beschleunigtem Puls reagiert.

2 Tragen Sie die beschriebenen Begriffe in die Lösungskästchen ein. Das Lösungswort beschreibt eine Reaktion des Körpers bei niedrigen Temperaturen.

Gefahr, wenn die Wärmeabgabe des Körpers behindert wird

Mögliche Ursache starken Schwitzens

Verantwortlich für den Schweißgeruch

Hautschicht, die Schweißdrüsen enthält

Wichtig bei hohem Flüssigkeitsverlust durch Schwitzen

Hauptbestandteil des Schweißes

Durch diesen Vorgang verschafft der Schweiß dem Körper Kühlung

Lösungswort:

3 „Eine Freundin von mir arbeitet als MFA in einer Arztpraxis. Von ihr habe ich eine Broschüre erhalten in der Maßnahmen zur Pflege kranker Menschen zuhause beschrieben werden." Wählen Sie für die folgenden 6 Sätze jeweils eine passende Überschrift aus.

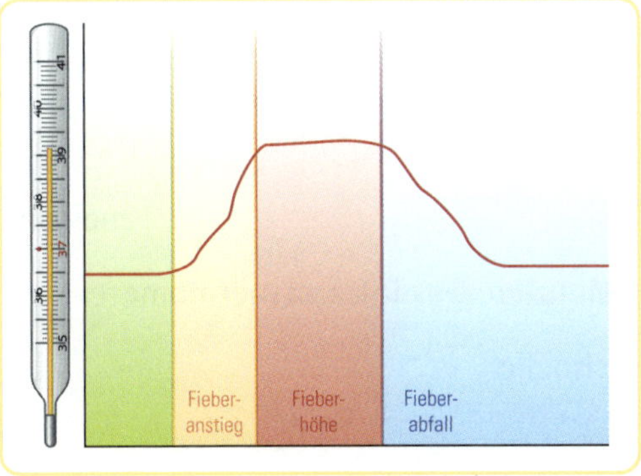

Überschriften

- Pflegemaßnahmen während des Fieberanstiegs
- Pflegemaßnahmen während der Fieberhöhe
- Pflegemaßnahmen während des Fieberabfalls
- Symptome während des Fieberanstiegs
- Symptome während der Fieberhöhe
- Symptome während des Fieberabfalls

Die Körpertemperatur steigt an. Die Pulsfrequenz erhöht sich und die Betroffenen zittern.

Der Patient sollte mehrere Liter Wasser trinken. Es können nun Wadenwickel angewendet werden. Atmung, Puls und Blutdruck werden in regelmäßigen Abständen kontrolliert.

Kontrollieren Sie weiterhin Atmung, Puls und Blutdruck und fordern Sie den Betroffenen zum Trinken auf. Bieten Sie dem Patienten kohlenhydratreiche Nahrung an.

Der Patient klagt über ein ausgeprägtes Krankheitsgefühl. Er hat weder Hunger noch Durst. Er fühlt sich müde und schwach, seine Haut ist trocken und heiß.

Der Betroffene fühlt sich noch schwach, er möchte sich ausruhen oder schlafen, seine Haut ist nicht mehr so heiß wie zuvor.

Versorgen Sie den Patienten mit Decke, Wärmflasche und einem warmen Getränk. Kontrollieren Sie regelmäßig seine Atmung, seinen Puls und Blutdruck.

4 „Wenn ich die Temperatur mit dem Digitalthermometer bei Tobias unter der Achsel messe, will er immer das genaue Ergebnis wissen. Heute war er enttäuscht, weil der Wert zum Abend hin angestiegen ist. Wird morgen wohl wieder nichts mit dem Spielen draußen. Ich habe mal gehört, dass verschiedene Thermometer zu unterschiedlichen Messergebnissen führen. Wie kann das sein? Ich habe meine Freundin aus der Arztpraxis gefragt. Sie hat's mir erklärt …"
Vervollständigen Sie die Erklärungen der Freundin mit den folgenden Formulierungen:

unter der Zunge • unter der Achsel • die Messung • zu gleichen Tageszeiten • die Wärmestrahlen • an der gleichen Körperstelle • im Enddarm • an der Körperoberfläche • im Körperinnern

Die Messung der Körpertemperatur kannst du an verschiedenen Orten durchführen. Die axillare Messung (______) ergibt einen niedrigeren Wert als die sublinguale (______) und die rektale Messung (______), weil sie ______ durchgeführt wird. Die rektale Messung zeigt die Temperatur ______ am genauesten an. Damit du die Messergebnisse bei Tobias miteinander vergleichen kannst, solltest du immer ______, mit dem gleichen Thermometer und ______ messen. Mit einem Glasthermometer dauert ______ etwa 3 Minuten. Das Infrarotthermometer misst ______ des Trommelfells in Sekundenschnelle.

5 Verbinden Sie die Aussagen mit den passenden Messungen.

Achten Sie auf eine trockene Achselhöhle.

Der Patient muss mit angezogenen Beinen auf der Seite liegen.

Für diese Messung eignet sich das Infrarotthermometer.

Das Thermometer liegt während der Messung im Mund bzw. unter der Zunge.

Bei einer Körperkerntemperatur von 38 °C zeigt das Thermometer ca. 37,5 °C.

Während der Messung muss der Mund geschlossen sein.

Hiermit erhalten Sie das genaueste Messergebnis.

Für diese Messungen sind das Quecksilberthermometer und das Digitalthermometer geeignet.

Axillare Messung

Rektale Messung

Messung an Ohr oder Schläfe

Sublinguale Messung

6 Um welche Fieberthermometer handelt es sich?

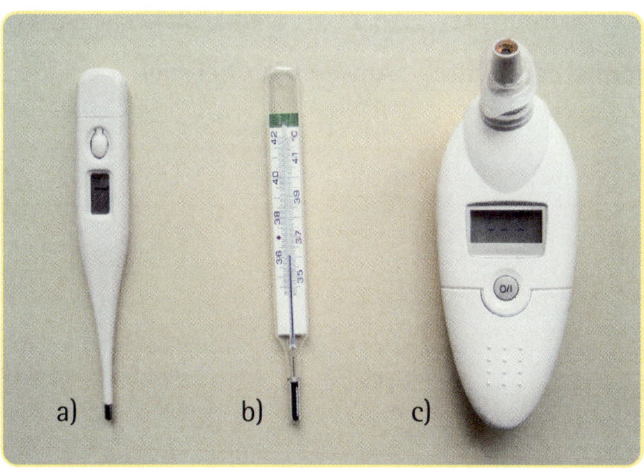

a)

b)

c)

7 „Ein bekanntes Mittel gegen Fieber: Der Wadenwickel. Hat schon meine Mutter bei mir angewendet. Ist ein bisschen aufwändig, hilft aber. Man muss ihn allerdings richtig durchführen, sonst bleibt der Erfolg aus."
Unterstreichen Sie im folgenden Text zur Anwendung der Wadenwickel alle Fehler.
Notieren Sie die entsprechenden Stellen dann fehlerfrei.

Wadenwickel können dazu beitragen, die Körpertemperatur zu senken. Sie werden angewendet, solange die Temperatur 39 °C nicht übersteigt und der Kreislauf des Kranken stabil ist. Die Temperatur des Patienten sollte nach jedem Wickel um mindestens 1 °C sinken, um den Kreislauf zu entlasten. Wadenwickel müssen mehrfach täglich durchgeführt werden, um den nötigen Erfolg zu sichern. Um die Bildung von Abwehrkräften zu fördern, empfiehlt sich die gleichzeitige Gabe von fiebersenkenden Arzneimitteln.

Korrekturen für einen fehlerfreien Text:

8 Entscheiden Sie: Ist in den folgenden Situationen die Anwendung von Wärme oder Kälte angebracht? Geben Sie ein Anwendungsbeispiel an.

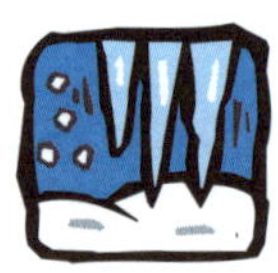

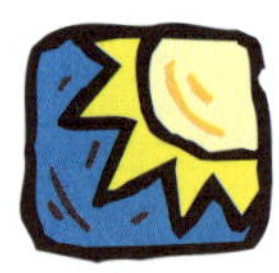

Situation	Wärme oder Kälte	Anwendungsbeispiel
Frau K. leidet seit einigen Tagen an Verspannungen der Muskulatur im Bereich der Lendenwirbelsäule.		
Tim hat sich beim Fußball-Training eine Prellung am rechten Oberschenkel zugezogen.		
Seit zwei Wochen klagt Erik über eine Entzündung der Nasennebenhöhlen.		
Laura hat eine Körpertemperatur von 39,1 °C und fühlt sich schwach.		
Sergül leidet häufig unter Menstruationsbeschwerden.		
Bei Mareike hat der Orthopäde eine akute Entzündung im Kniegelenk festgestellt.		

13 Menschen bei der Ernährung unterstützen

Vor den Sommerferien hat sich Patricia vorgenommen, richtig gesund zu essen: keine Hamburger mehr und auch keine süße Cola. Sie hat gehört, dass man von zu viel Zucker krank wird. Und von den fetten – aber superleckeren – Soßen ihrer Mutter wird man dick. Stattdessen gibt es nun fast ausschließlich Obst, Salat, Gemüse und viel Mineralwasser. Sie ist richtig stolz auf sich, auch wenn sie die regelmäßigen Burger-Treffen mit ihren Freundinnen echt vermisst. Melanie ist von Patricias Ernährungsumstellung wenig begeistert. „Dein Grünfutter will ich dir ja gar nicht ausreden, aber ob so eine Ernährung ohne Fette, Eiweiße und Kohlenhydrate wirklich so gesund ist? Ich weiß nicht recht. Du brauchst auch mal was Richtiges zwischen die Zähne …"

1 Essen ist viel mehr als nur „Nahrung aufnehmen". Erklären Sie, welche unterschiedlichen Bedeutungen Essen und Trinken für den Menschen haben und nennen Sie jeweils eine zutreffende Alltagssituation.

Bedeutung:

Alltagssituation:

Bedeutung:

Alltagssituation:

Bedeutung:

Alltagssituation:

Bedeutung:

Alltagssituation:

2 **Nennen Sie unterschiedliche Faktoren, die das Ernährungsverhalten und die Ernährung eines Menschen beeinflussen können.**

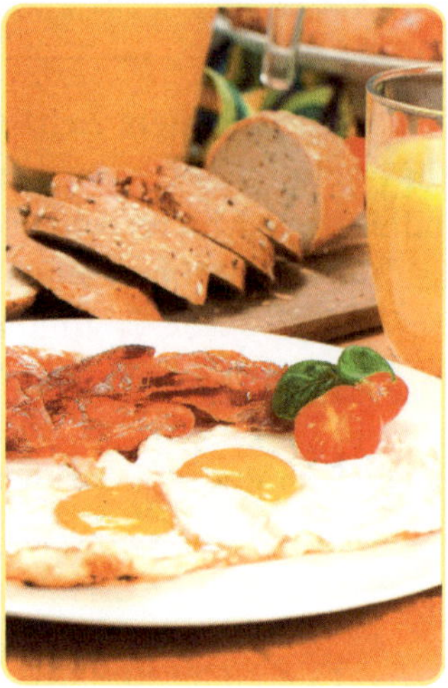

3 **Patricia beschließt, sich zunächst einmal einen ersten Überblick über die Bestandteile der Nahrung zu verschaffen. Helfen Sie ihr, indem Sie die Nähr- und Begleitstoffe ihren Aufgaben im Körper zuordnen.**

A	Schneller Energielieferant
B	Transportmittel
C	Verdauungsförderung
D	Unterstützung des Immunsystems
E	Energiespeicher
F	Druckpolster
G	Aufbau und Erhalt der Zellen
H	Aufbau von Körpersubstanzen (z. B. Knochen)

Kohlenhydrate		
Fette		
Eiweiße		
Vitamine		
Mineralstoffe		
Ballaststoffe		
Wasser		

4 Patricia will Süßigkeiten und Zucker vermeiden – keine schlechte Idee. Allerdings lassen sich die „Zucker" (= Kohlenhydrate) nach ihrem Aufbau in drei Gruppen unterteilen. Nennen Sie die zu den Abbildungen gehörigen Gruppen und geben Sie Beispiele für ihr Vorkommen.

	Name	Beispiele
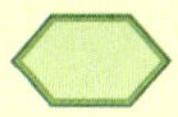		
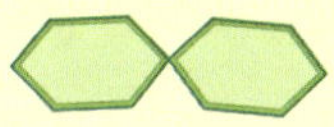		
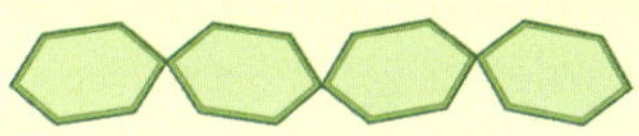		

5 Was bedeutet es, wenn Nährstoffe (z. B. Fettsäuren) als „essenziell" bezeichnet werden?

6 Einige Fette in der Nahrung sind gut sichtbar (z. B. Streichfett). In anderen Lebensmitteln sind oft erhebliche Mengen Fett in versteckter Form enthalten.
Schätzen Sie und ordnen Sie den folgenden Lebensmitteln ihre tatsächlich enthaltene Fettmenge zu:

Lebensmittel (100 g)	Enthaltene Fettmenge (g)
Croissant	
Trinkmilch	
Brot	
Möhren	
Bratwurst	
Erdnüsse	
Schokolade	

Lebensmittel (100 g)	Enthaltene Fettmenge
Edamerkäse	
Hefekuchen	
Salami	
Fleischkäse	
Kartoffelchips	
Hähnchenbrust	
Banane	

23 g
26 g
9 g
40 g
29 g
1 g
47 g
Spuren
32 g
1 g
26 g
Spuren
4 g
49 g

7 Nennen Sie mindestens vier wichtige Eiweißlieferanten in der Ernährung.

8 Tragen Sie die richtigen Begriffe in das nachstehende Rätsel ein (ä wird zu ae).

1. Der menschliche Körper besteht zu etwa 60 % daraus.
2. Dieser Mineralstoff härtet den Zahnschmelz.
3. So heißen die kleinsten Bausteine der Eiweiße.
4. Diese unverdaulichen Stoffe sind in Vollkornprodukten reichlich enthalten.
5. Dieser Nährstoff liefert die meiste Energie.
6. Beim allzu langen Garen von Gemüse gehen viele davon verloren.
7. Neben süß, sauer, salzig und bitter kann die Zunge auch diese Geschmacksrichtung wahrnehmen.
8. Selbst wenn man nur im Bett liegt, benötigt der Körper diese Menge an Energie.
9. So heißt die Maßeinheit für die Energie von Lebensmitteln.

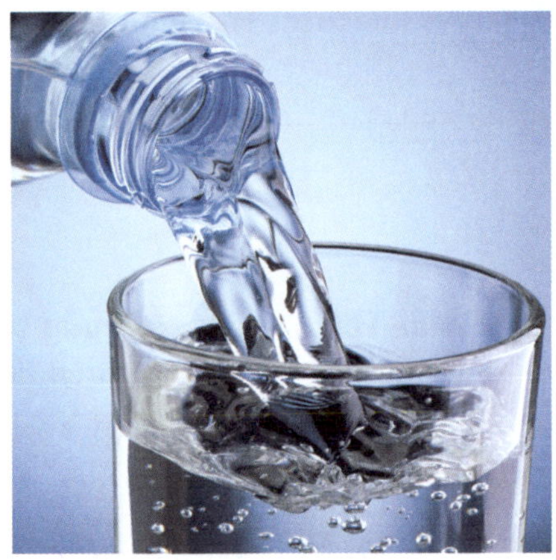

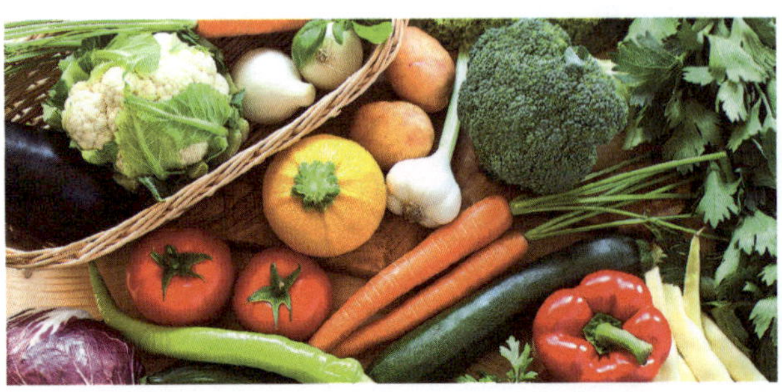

Lösung: G | 1 | 2 | 3 | 4 | 5 | 6 | 7 | 8 | 9 | 10

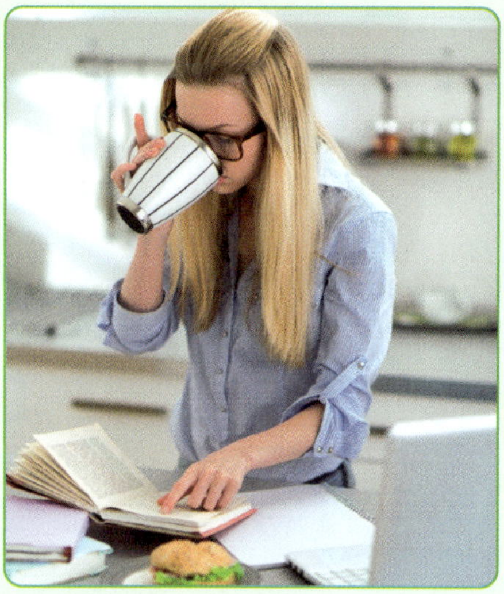

Melanie berichtet Patricia in der Pause von ihrem typischen Tagesablauf: „Der Wecker klingelt – 7 Uhr. Nun aber los! Ab ins Bad, schnell noch einen Schluck Kaffee im Stehen und dann zur Bahn, sonst komme ich noch zu spät in die Schule. Eigentlich hasse ich diese Hektik morgens, aber im Bett ist's viel zu kuschelig ... da zählt jede Minute.

In der Schule geht's dann gleich los. Zwischen den Unterrichtsstunden ein paar Bissen vom Müsliriegel – soll ja gesund sein – und in der großen Pause einen Kaffee. Spätestens in der Mittagspause habe ich ordentlich Hunger. Grad um die Ecke ist ein Schnellimbiss – ich liebe Hamburger mit Pommes und Mayo, dazu gibt's 'ne Cola. Oder ich hole mir ein Gebäckstück vom Bäcker, dazu wieder Kaffee.

Nach den Hausaufgaben überbrücke ich die Zeit, bis meine Eltern um 19 Uhr von der Arbeit kommen, meist mit ein paar Erdnüssen oder einem Joghurt, surfe im Internet und räume etwas auf. Viel Lust zum Kochen hat meine Mutter nach einem anstrengenden Arbeitstag nicht mehr. Alltags gibt's daher meist ein Fertigmenü, das geht schnell und ist eigentlich auch ganz lecker. Gemeinsam essen wir dann richtig ausgiebig zu Abend, und meine Mutter achtet darauf, dass mein Vater und ich auch ordentlich essen – schließlich will sie keine Reste im Kühlschrank haben."

9 Notieren Sie, welche der genannten Verhaltensweisen von Melanie zu gesundheitlichen Problemen führen könnten. Machen Sie konkrete Verbesserungsvorschläge und begründen Sie.

Problematisches Ernährungsverhalten	Vorschlag zur Verbesserung	Begründung

Seit einiger Zeit bemerkt Melanie, dass sie etwas an Körpergewicht zugenommen hat. Beim Anblick der dünnen Super-Models in den Modezeitschriften kommt sie immer häufiger ins Nachdenken. Sie hat kaum noch Appetit und mag zu den Mahlzeiten schon gar nicht mehr richtig zugreifen. Ihre Freundin Patricia macht sich Sorgen, dass Melanie unbemerkt in eine Essstörung rutschen könnte.

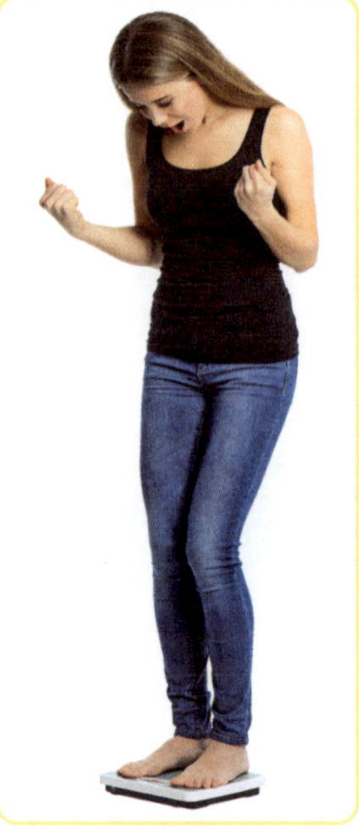

10 a) An welchen Merkmalen und Gefühlen könnte Melanie auch ohne eine Körperwaage abschätzen, ob sie das „richtige" Gewicht hat?

b) Die moderne Ernährungsmedizin rechnet mit dem Body-Mass-Index (BMI).
Welchen BMI würde Melanie mit einer Größe von 1,70 m und einem Gewicht von 80 kg erreichen?

c) Welcher BMI-Bereich wäre für Frauen bzw. Männer normal?

11 Nennen Sie mögliche Ursachen von Appetitmangel.

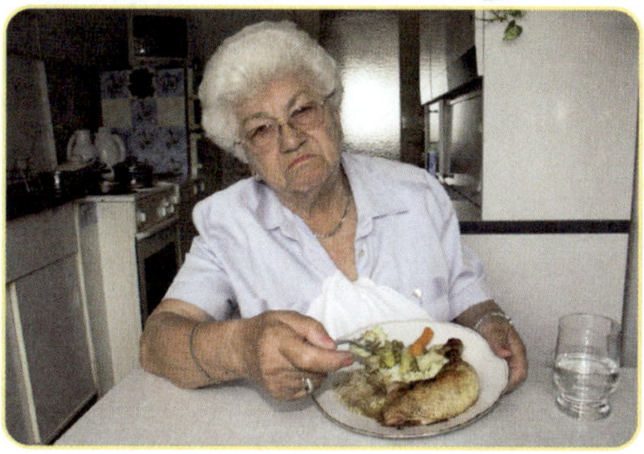

12 Beschreiben Sie, woran Sie die folgenden Essstörungen erkennen können.

Essucht mit Übergewicht:

Ess-Brech-Sucht (Bulimie):

Magersucht (Anorexia):

13 **Die Zahl der Menschen, die von Essstörungen betroffen sind, ist in den letzten Jahren dramatisch angestiegen. Notieren Sie mögliche Gründe für diese Entwicklung.**

14 **Melanie klagt häufiger über Beschwerden wie Völlegefühl, Blähungen und Sodbrennen nach den Mahlzeiten. Der Arzt rät ihr daher zu gut verträglichen Speisen der „Leichten Vollkost“. Markieren Sie, welche der folgenden Speisen dabei geeignet (grün) und welche weniger geeignet (rot) sind.**

	Bratkartoffeln mit Speck		Colagetränk mit Eiswürfeln
	stilles Mineralwasser		Kartoffelpüree mit Milch
	Espresso (kleiner, starker Bohnenkaffee)		Verdauungsschnaps
	Blattsalat mit Dressing		Gummibärchen
	Linseneintopf mit Rauchfleisch		Biskuitkuchen mit Obst
	Marzipan		Krautsalat
	Hähnchenschnitzel		Currywurst „extra scharf“
	frischer Hefekuchen, ofenwarm		Möhrengemüse
	Zwieback		Gurkensalat
	Sahnedessert		Frischkornmüsli mit Nüssen
	Banane		saure Äpfel

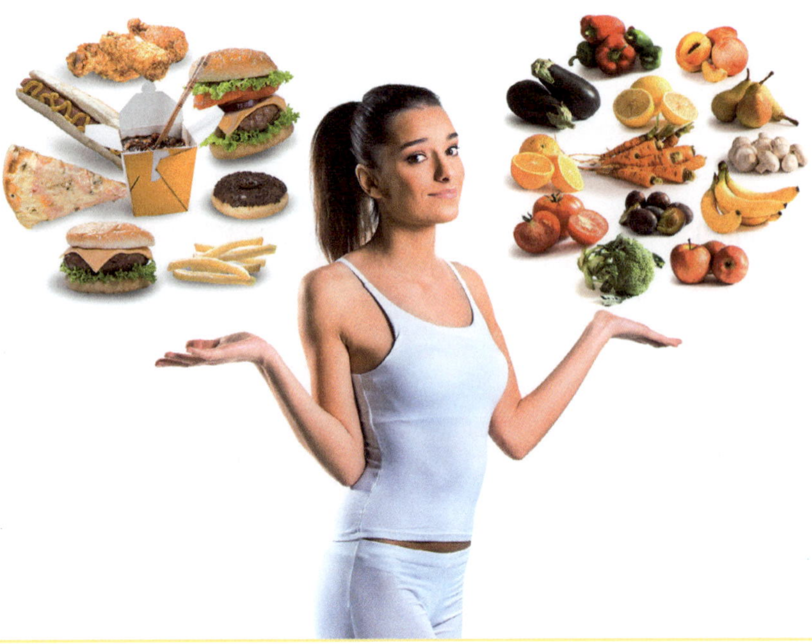

15 Ciara ist am Boden zerstört. Schon seit längerer Zeit hat die Schülerin bemerkt, dass sie abgeschlagen und ständig müde ist. „Vielleicht liegt es daran, dass ich so abgenommen habe – und dass, obwohl ich gar nicht weniger gegessen habe?“, denkt sie. Manchmal hatte sie sogar richtigen Heißhunger auf Süßigkeiten. Und dann der Durst. Jetzt in den heißen Sommermonaten musste sie ständig trinken. Allerdings musste sie genauso oft zur Toilette, wo sie große Mengen Urin ausschied. „Das scheint einfach so durchzulaufen“, sagt sie wenig später dem Arzt, der sie untersucht. Der Arzt nimmt Ciara mehrfach Blut ab, vor dem Essen und danach. Schließlich erklärt er ihr seine Diagnose.

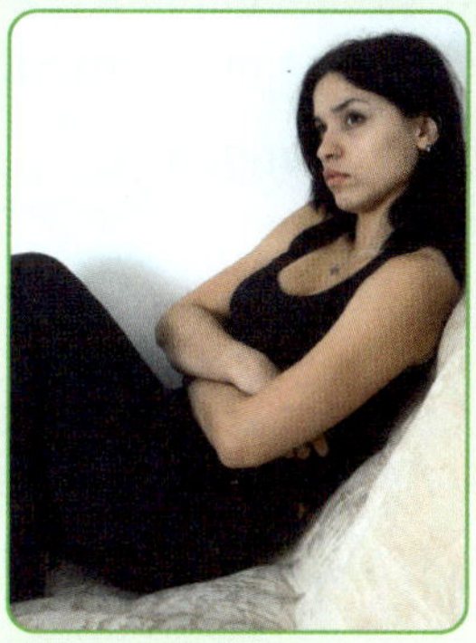

a) Notieren Sie alle Krankheitszeichen, die bei Ciara aufgetreten sind.

b) An welcher Krankheit leidet die junge Frau?

c) Erklären Sie die Ursache der Erkrankung und beschreiben Sie, was als Folge im Körper der Betroffenen passiert.

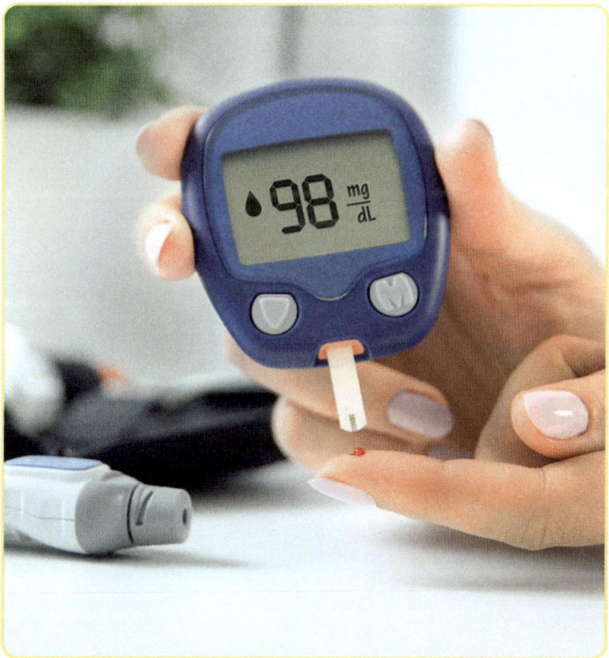

16 **Sie bekommen die Aufgabe, einem älteren, bettlägerigen Patienten das Frühstück zu richten und es ihm anzureichen. Beschreiben Sie schrittweise Ihr Vorgehen.**

Vorbereitungen

Anreichen der Nahrung

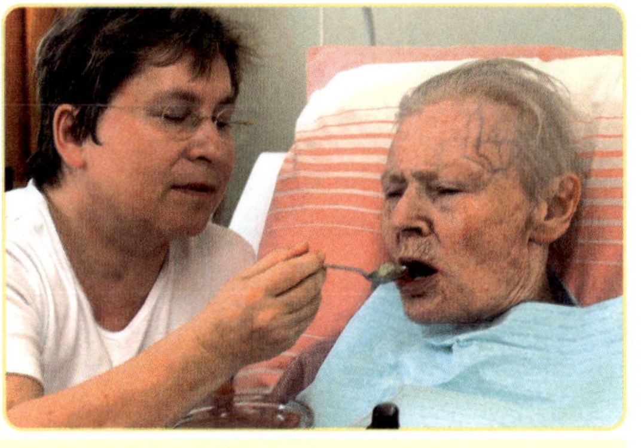

Beendigung der Mahlzeit

14 Menschen bei der Ausscheidung unterstützen

Herr Thrombach klagt immer wieder über heftige Bauchschmerzen, die meist nach den Mahlzeiten auftreten. Inzwischen ernährt er sich recht ausgewogen und fettarm, trotzdem fühlt er sich nicht wirklich besser. Am liebsten würde er gar nichts mehr essen oder trinken, so unangenehm ist es ihm. Schließlich geht er zum Hausarzt, weil es nicht besser zu werden scheint. Doch als der nicht nur seine Bauchorgane abtastet, sondern auch noch eine Blut- und Stuhluntersuchung anordnet, wird er unruhig. Der Arzt erklärt ihm: „Wir müssen zunächst schauen, was Ihr Körper mit der Nahrung macht …"

1 Verschaffen Sie sich zunächst einen Überblick über die Organe der Bauchhöhle und beschriften Sie sie in der folgenden Abbildung.

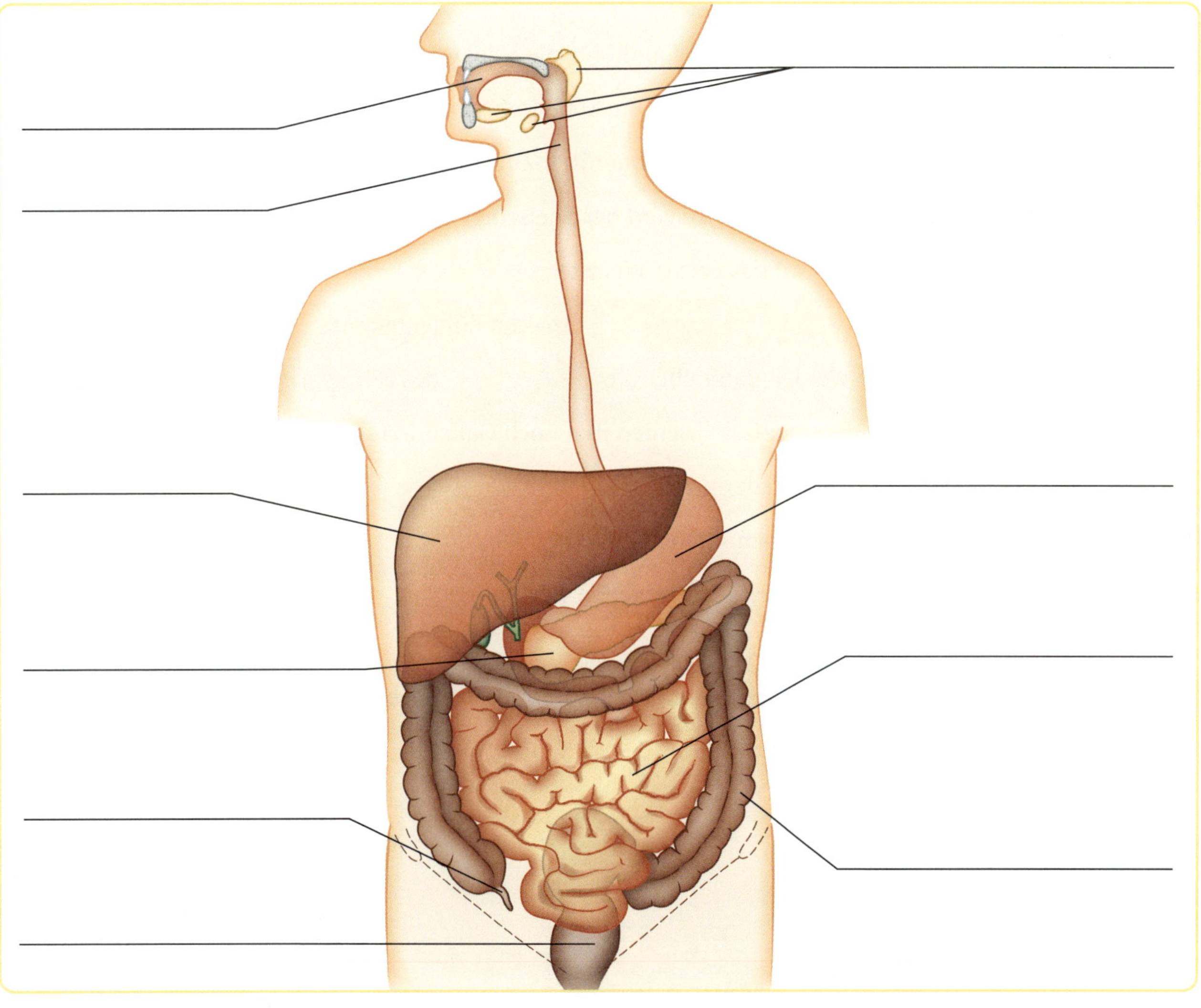

2 Ordnen Sie die genannten Aufgaben den dafür zuständigen Organen zu.

A	Nahrung transportieren
B	Nahrung mechanisch zerkleinern
C	Nahrung aufspalten
D	Nahrungsbestandteile aufnehmen
E	unverdauliche Nahrungsbestandteile ausscheiden

Mundhöhle			
Speiseröhre			
Magen			
Dünndarm			
Dickdarm			
Mastdarm			

3 Ergänzen Sie die fehlenden Begriffe im folgenden Lückentext zur Verdauung.

Malzzucker • Bakterien • Eiweiße • Speichel • Pepsin • Säure • Enzyme • Galle • Zotten • Leber • Mineralstoffe • Bauchspeicheldrüse • Dünndarm • Tröpfchen • Magen

Durch den ______ wird bereits in der Mundhöhle die Stärke aus der Nahrung in ______ aufgespalten. Danach gelangt der Speisebrei über die Speiseröhre in den ______. Hier werden durch die ______ mögliche Krankheitskeime abgetötet. Zudem beginnt hier die Eiweißverdauung durch das Enzym ______. Portionsweise wird der Speisebrei an den ______ abgegeben. Durch die ______ der Leber wird das Fett in kleinste ______ zerteilt. Die ______ im Verdauungssaft der ______ spalten Kohlenhydrate, ______ und Fette in kleinste Bausteine auf. Diese werden dann über die ______ des Dünndarms ins Blut aufgenommen. Bevor der Speisebrei den Dünndarm verlässt, werden ihm noch Gallensäuren entzogen und zurück zur ______ transportiert. Im Dickdarm zersetzen ______ nicht aufgenommene Zucker und Eiweiße. Außerdem werden hier noch Vitamine und ______ aufgenommen, ehe der eingedickte Stuhl über den After ausgeschieden wird.

4 Erklären Sie, warum für die Verdauung zahlreiche Enzyme benötigt werden.

5 Nennen Sie die vielfältigen Aufgaben der Leber.

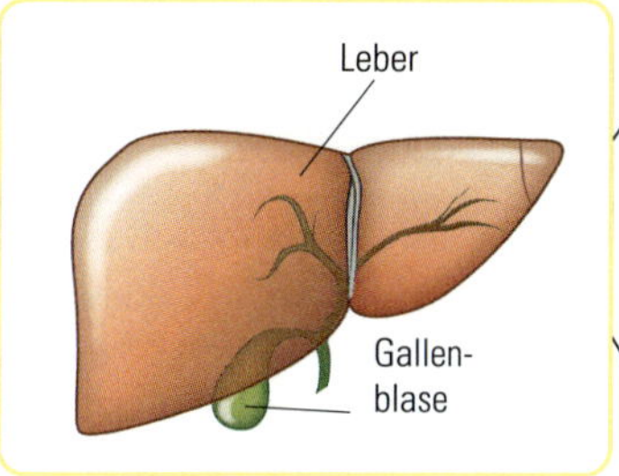

6 Beim Abtasten der Bauchorgane hat der Arzt bei Herrn Thrombach übermäßig viel Luft im Darm festgestellt. „Solche Blähungen sind zwar unangenehm, aber die Beschwerden lassen sich recht gut lindern" beruhigt ihn der Arzt. Abschließend gibt der Arzt Herrn Thrombach noch einen Test auf unsichtbares Blut im Stuhl mit und bittet ihn, seinen Stuhl in der nächsten Zeit auf mögliche Veränderungen hin zu beobachten. „Die Stuhluntersuchung kann früh mögliche Hinweise auf Dickdarmkrebs geben, der in Deutschland der zu den häufigsten bösartigen Tumorerkrankungen gehört" erklärt er.

a) Nennen Sie mögliche Ursachen für die Blähungen.

b) Empfehlen Sie Herrn Thombach Maßnahmen, um seine Beschwerden zu lindern und weiteren Blähungen vorzubeugen.

7 Erläutern Sie mit eigenen Worten, wie der Stuhltest auf unsichtbares Blut richtig durchgeführt wird.

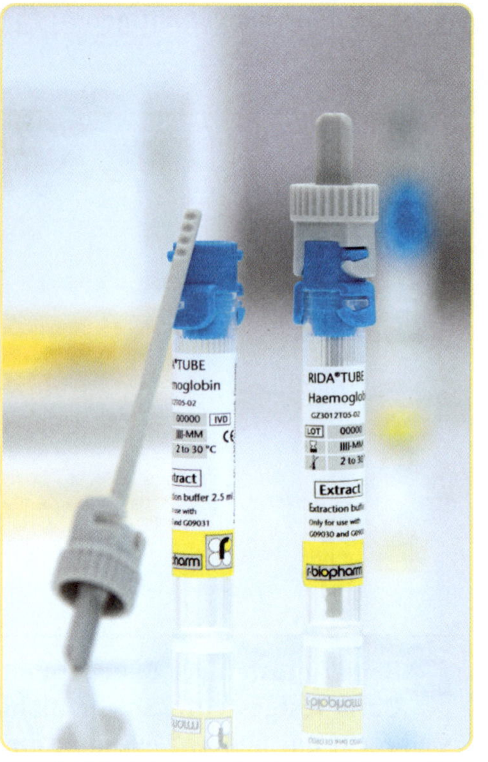

8 Ordnen Sie die folgenden Stuhlveränderungen ihrer möglichen Ursache zu.

Stuhlbeschaffenheit	
A	hart, Kotsteine
B	schleimig
C	aufgelagertes Blut
D	lehmfarben, weiß
E	faulig riechend
F	schwarz
G	dünnflüssig, breiig
H	salbenartig, glänzend
I	bleistiftdünn

Mögliche Ursache	
	Lebererkrankung
	Blutungen im oberen Verdauungstrakt
	Fettbeimengung bei Störung der Fettverdauung
	Verletzungen, z. B. beim Pressen
	Durchfallerkrankungen
	Stuhlverstopfung
	Verengung des Dickdarms
	Entzündung des Dickdarms
	Gärungsprozesse bei Verdauungsstörungen

Herr Kleinhard (70 Jahre) kann im Gegensatz zu früher nicht mehr im Strahl urinieren, das Wasserlassen gleicht jetzt eher einem Tröpfeln. Er muss zwar ständig zur Toilette, kann dann aber doch nur kleine Mengen Urin ausscheiden. Seit einigen Tagen ist das Wasserlassen von brennenden Schmerzen begleitet. Plötzlich und völlig unerwartet bekam er letzte Nacht heftige Schmerzen in der Nierengegend. Schweißüberströmt und kurz vor einem Kreislaufzusammenbruch ruft er den Rettungsdienst. Der Notarzt injiziert ihm ein Schmerzmittel. Dann weist er ihn sofort ins Krankenhaus ein.

9 Welchen Weg nimmt der Harn von seiner Entstehung in den Nieren bis zur Ausscheidung? Bringen Sie die folgenden Begriffe in die richtige Reihenfolge:

Harnblase • Harnleiter • Nierenbecken • Harnröhre • Nierenkanälchen • Nierenkelche

Nierenkörperchen („Filterstation")

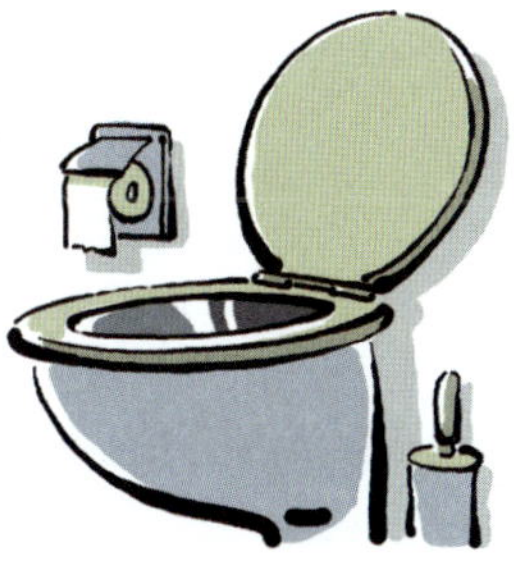

10 Der Arzt im Krankenhaus bittet Herrn Kleinhard um eine Urinprobe, um einen Harnwegsinfekt auszuschließen.

a) Erläutern Sie, wie man Mittelstrahlurin gewinnt.

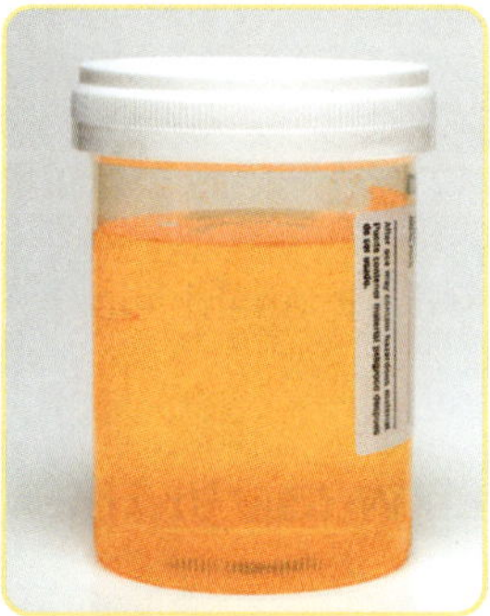

b) Bereits bei Betrachten der Urinprobe können unter Umständen einige Veränderungen festgestellt werden. Worauf weisen die folgenden Beobachtungen hin? Unterscheiden Sie dabei krankhafte und nicht krankhafte Ursachen.

Beobachtung	Mögliche Ursachen	
	nicht krankhaft	krankhaft
sehr dunkler (konzentrierter) Urin		
Rotfärbung		
Trübungen/ Ausflockungen		

11 a) Der Arzt spricht bei den starken Schmerzen von Herrn Kleinhard von einer Nierenkolik. Fassen Sie die im Fall genannten Symptome des Patienten stichwortartig zusammen und benennen Sie die vorliegende Störung.

Herr Kleinhard leidet unter einer H ____ B ___ S ___ Ö __ N _.

b) Welche Ursachen können für die Störung und Beschwerden verantwortlich sein?

12 Frau Fuchsberg leidet unter Wasseransammlungen in den Beinen. Daher ist es bei ihr besonders wichtig, ihren Flüsigkeitshaushalt zu beobachten und zu bilanzieren. Als Schwester Petra vom ambulanten Pflegedienst um 20 Uhr zu ihr kommt, berichtet sie:

„Heute Morgen um 6 Uhr musste ich wie immer nach der Nacht erst einmal zur Toilette. Da ich die Menge ja messen soll, weiß ich, dass es 300 ml Urin waren. Zum Frühstück um 7 Uhr habe ich dann wie immer zwei Tassen Kaffee getrunken und mein Brötchen mit Marmelade gegessen. Aber da habe ich schon gemerkt, dass es mir nicht so gut ging. Zum 2. Frühstück gegen 10 Uhr gab es dann nur einen Joghurt und zwei Kekse. Danach ging es etwas besser. Zur Toilette musste ich bis dahin nur noch einmal um 9 Uhr, da waren es 300 ml Urin.

Zum Mittag hat mir der Essensservice pünktlich um 12.30 Uhr einen Teller Brühe als Vorsuppe gebracht. Den habe ich aber nur halb aufgegessen. Als Hauptgericht gab es Fleisch mit Kartoffeln und etwas Soße. Eine halbe Stunde nach dem Mittagessen wurde mir richtig übel, sodass ich erbrechen musste. Meine Tochter war gerade da und meinte, es wären etwa 200 ml gewesen.
Als um 16 Uhr der Arzt zum üblichen Hausbesuch kam, war er doch recht besorgt, weil eine Magen-Darm-Grippe mit Durchfall umgeht. Er hat mir vorsorglich 500 ml Kochsalzlösung als Infusion angehängt. Und ich solle viel trinken. Da, schauen Sie, die Mineralwasserflasche – 1 1/2 Gläser hab ich schon getrunken.
Heute Abend um halb sieben gab es nur noch 2 Tassen Brühe mit Zwieback. Ach ja, und eben war ich noch einmal zur Toilette – 350 ml habe ich gemessen."

a) Stellen Sie aus den Angaben eine Flüssigkeitsbilanz für Frau Fuchsberg auf, indem Sie Einfuhr- und Ausfuhrmengen gegenüberstellen und die Gesamtmenge errechnen.
Ein Teller entspricht 250 ml, ein Glas 200 ml und eine Tasse entspricht 125 ml.

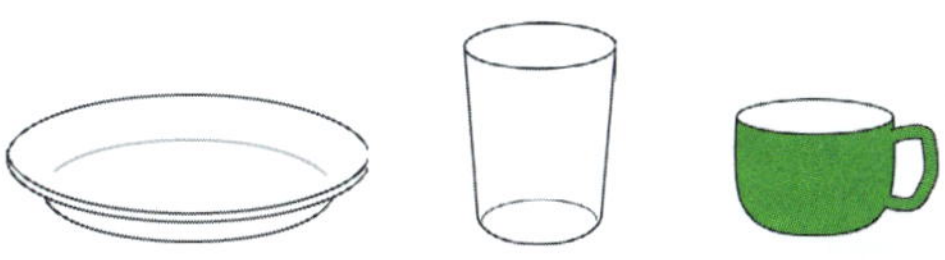

250 ml 200 ml 125 ml

Flüssigkeitseinfuhr			**Flüssigkeitsausfuhr**		
Uhrzeit	Menge	Art der Einfuhr	Uhrzeit	Menge	Art der Ausfuhr

b) Wie beurteilen Sie das Ergebnis?

13 Ein bettlägeriger Pflegebedürftiger bittet Sie um Unterstützung bei der Ausscheidung. Bringen Sie den folgenden Arbeitsablauf in die richtige Reihenfolge von 1 – 11.

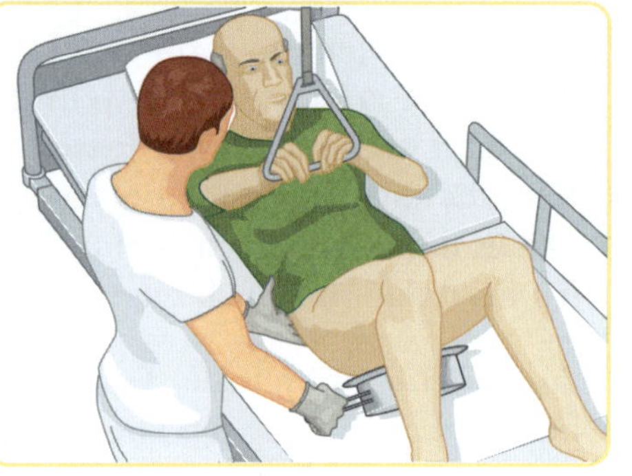

- [ ] Das Steckbecken wird entfernt und abgedeckt.
- [ ] Der Pflegebedürftige wird aufgefordert, mithilfe des Patientenaufrichters das Gesäß anzuheben („Brücke machen").
- [ ] Die Pflegeperson zieht Einmalhandschuhe an.
- [ ] Das Steckbecken wird gereinigt und desinfiziert.
- [ ] Der Pflegebedürftige wird gebeten, die Beine zu strecken.
- [ ] Der Pflegebedürftige zieht die Beine an, stellt die Füße seitlich an das Gesäß heran.
- [ ] Die Ausscheidung wird auf Beimengungen und Veränderungen untersucht und in der Toilette entsorgt.
- [ ] Beobachtungen werden dokumentiert und ggf. dem Arzt mitgeteilt.
- [ ] Die Pflegeperson schiebt das Steckbecken flach von den Beinen her unter.
- [ ] Die Anal- und Intimpflege wird durchgeführt.
- [ ] Der Pflegebedürftige dreht sich zur Seite, die Pflegeperson hält das Steckbecken waagerecht.

14 Schon seit einiger Zeit muss Frau Schilling feststellen, dass sie den Urin nicht mehr ohne Probleme halten kann. Besonders bei Stress, beim Husten oder beim Lachen verliert sie ungewollt Urin. Heute Abend würde sie so gerne gemeinsam mit einer Bekannten ins Kino in eine Komödie gehen. Aber kurz bevor sie losgehen will, kommt sie wie schon oft ins Nachdenken …

a) Versuchen Sie, sich in die Lage von Frau Schilling zu versetzen, und ergänzen Sie die Gedankenblasen.

Ich denke …

____

____

____

____

Ich fühle mich …

____

____

____

____

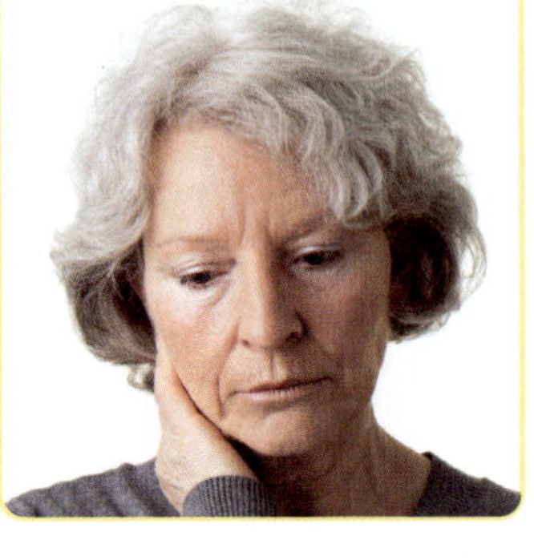

Ich befürchte …

____

____

____

____

b) Erläutern Sie die vermutliche Ursache der Inkontinenz bei Frau Schilling.

c) Frau Schilling entschließt sich für eine Versorgung mit Inkontinenzeinlagen. Auf welche Merkmale sollte sie bei der Auswahl des Produktes achten?

15 Formulieren Sie gezielte Fragen, die die folgenden Begriffe zur Antwort haben.

Frage	Antwort
Beispiel: Wie nennt man die Stoffe, die der Körper zur Spaltung von Nährstoffen benötigt?	Enzyme
	Dickdarm
	Durchfall
	Klistier
	Inkontinenz
	Steckbecken
	Dialyse

15 Die Bewegungsfähigkeit beobachten und unterstützen

Heute Morgen kommt Karina mit einem dicken Gips am rechten Unterarm in die Schule. „Ein blöder Sturz beim Inline-Skaten gestern" berichtet sie. „Ich wollte mich noch abstützen, dann hat es höllisch wehgetan und der Arm war komisch verdreht. Das Handgelenk hat auch etwas abbekommen. Nur gut, dass ich meinen Helm aufhatte – der Kopf ist heil geblieben." Paula schmunzelt: „Glück im Unglück – jetzt bleibt dir für wenigstens 8 Wochen das Abschreiben von der Tafel erspart, oder?" „Vielleicht, aber im Alltag ist so eine Bewegungseinschränkung echt nicht witzig, glaub's mir."

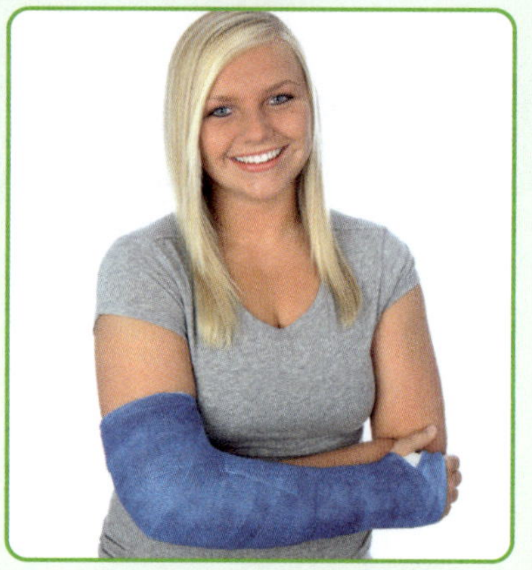

1 Denken Sie kurz nach: Welche Funktion hat die Fähigkeit eines Menschen, sich frei und ohne Beeinträchtigungen bewegen zu können, im Alltag?

2 Beschriften Sie die folgende Abbildung eines Gelenkes.

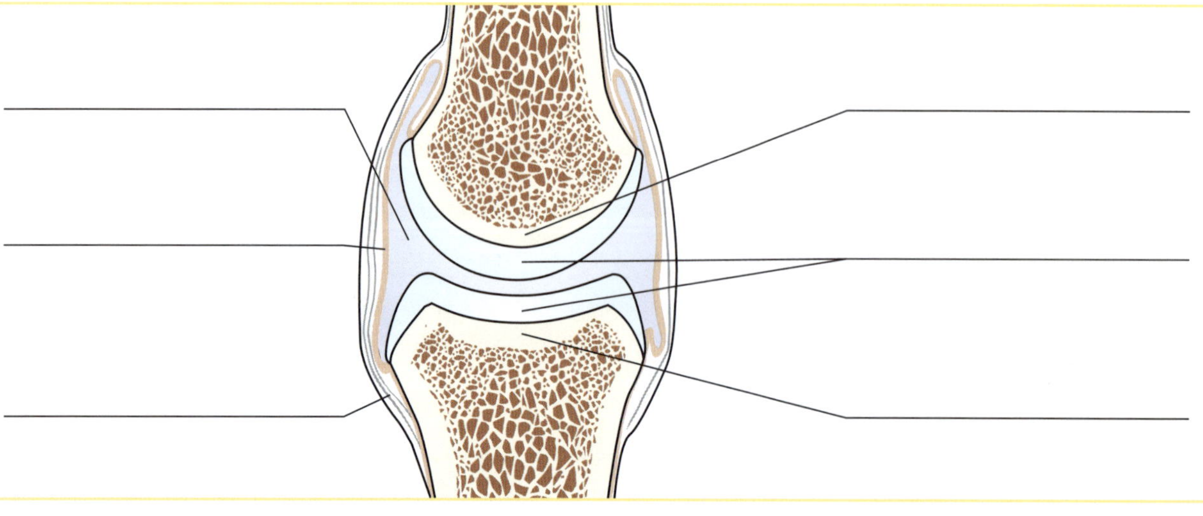

3 Benennen Sie die Abschnitte des Skeletts: In welche Abschnitte lässt sich das Knochengerüst des Menschen einteilen?

4 Welche Funktionen hat das Skelett des Menschen?

Herr Kellermann ist Lkw-Fahrer. Jeden Tag sitzt er mehrere Stunden hinter dem Lenkrad und fährt Kilometer um Kilometer auf der Autobahn. In den Pausen hat er schon oft gemerkt, dass er sich nach dem Verlassen des Führerstands erst einmal kräftig strecken muss, ehe er überhaupt wieder „in Gang" kommt. Sein ganzer Rücken ist verspannt und schmerzt. Und beim Be- und Entladen der Fracht muss er häufig unter Körpereinsatz auch mit anfassen, weil es schnell gehen muss. Gestern spürte er beim Heben einer Holzpalette plötzlich einen heftigen Schmerz in der Lendengegend, der bis ins rechte Bein ausstrahlte. Auch nach Stunden der Ruhe wurde es nicht besser – im Gegenteil. Er musste ein zunehmendes Kribbeln im Bein feststellen, als sei es „eingeschlafen". Er beschließt, sofort am nächsten Tag zum Arzt zu gehen.

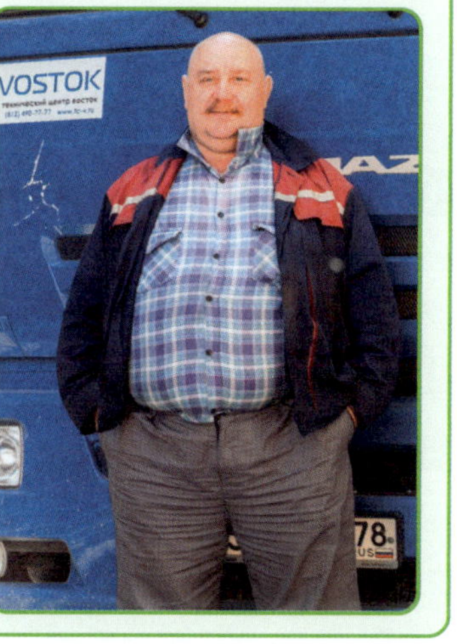

5 a) An welchen Facharzt sollte sich Herr Kellermann wenden?

b) Nennen Sie alle Informationen, die für die Krankengeschichte (Anamnese) wichtig sind.

c) Der Facharzt macht Röntgenaufnahmen von der Wirbelsäule und diagnostiziert einen Bandscheibenvorfall im Bereich der Lendenwirbelsäule. Markieren Sie in der folgenden Abbildung die Wirbel.

- der Halswirbelsäule grün,
- der Brustwirbelsäule gelb,
- der Lendenwirbelsäule blau,
- des Kreuzbeins und des Steißbeins rot.

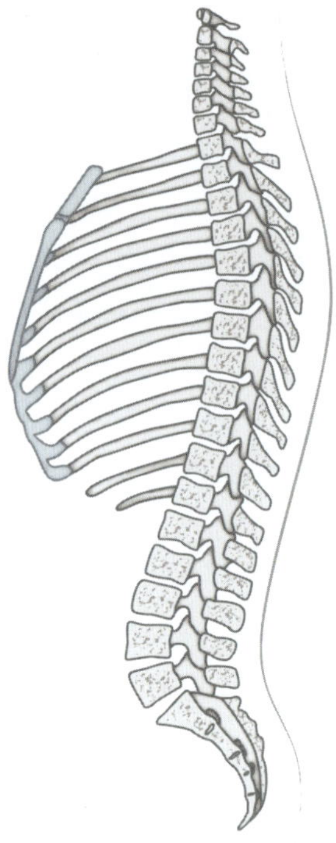

6 Herr Kellermann muss oft unter Einsatz seiner Muskulatur schwer zupacken. Ziehen Sie in der folgenden Abbildung jeweils einen Pfeil vom Begriff zum entsprechenden Muskel. Markieren Sie danach den angegebenen Muskel rot.

Kapuzenmuskel

großer Brustmuskel

Armbeuger

Oberschenkelmuskel

Wadenmuskel

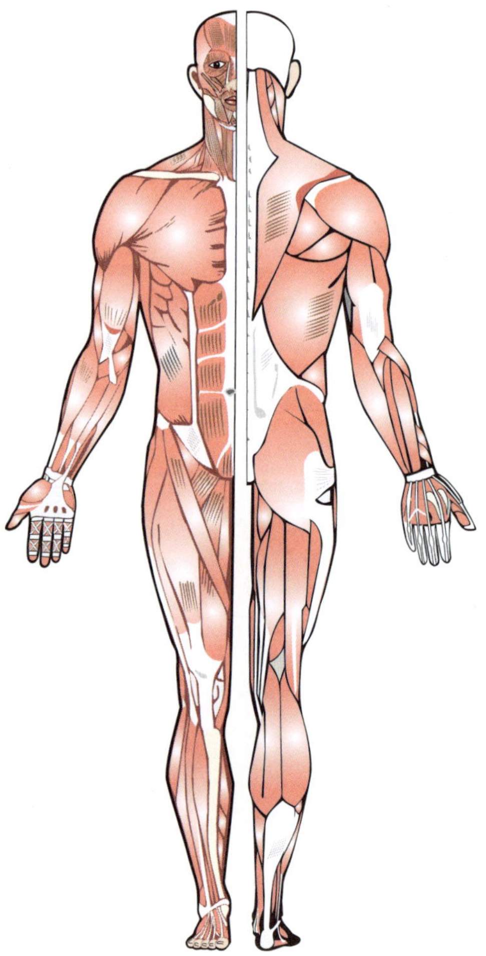

Stirnmuskel

Deltamuskel

Armstrecker

gerader Bauchmuskel

7 Herr Traubich hat schon seit Jahren Schmerzen in den Hüftgelenken. Anfangs traten die Beschwerden nur beim Treppensteigen auf, später dann auch beim Gehen. Jetzt klagt er selbst beim Sitzen und Liegen über ziehende Schmerzen. Der Arzt stellt Gelenkrheuma fest und erklärt, dass geklärt werden muss, ob es sich um eine Arthritis oder eine Arthrose handelt.

a) Erläutern Sie den Unterschied zwischen einer Arthritis und einer Arthrose.

Arthrose:

Arthritis:

b) Welche Behandlungsmöglichkeiten und Hilfestellungen kommen beim Gelenkrheuma infrage? Welches Ziel wird mit der jeweiligen Maßnahme verfolgt?

Gelenkrheuma	
Therapie	**Ziel**

8 Als Petra vom ambulanten Pflegedienst zu Frau Gunther kommt, bemerkt sie, dass es der alten Frau nicht gut geht. Schon seit einigen Tagen klagt sie über heftige Kopfschmerzen, Schwindel und Übelkeit. Auch ihre so lieb gewonnene Zeitung lässt sie heute Morgen unbeachtet: Die Schrift verschwimmt ihr vor den Augen. Die linke Körperhälfte erscheint schlaff und kraftlos. Als Petra wie an jedem Morgen den Blutdruck messen will, streckt ihr die Patientin nur mit großer Mühe den Arm entgegen. „Es kribbelt, als würde eine Herde Ameisen darüberlaufen", meint Frau Gunther zögerlich und verwaschen. Es scheint, als müsse sie um jedes Wort ringen. Die sonst eher rüstige Frau Gunther wirkt abwesend und schläfrig. Petra beschließt, sofort den Notarzt zu rufen – sie hat einen schlimmen Verdacht.

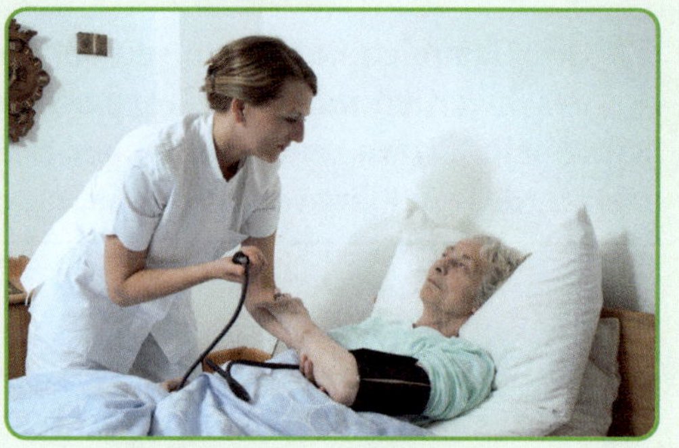

a) Nennen Sie stichwortartig alle Krankheitszeichen von Frau Gunther.

b) Welchen Verdacht mag Petra gehabt haben, dass sie sogar den Notarzt verständigt?

c) Erläutern Sie 2 mögliche Ursachen für Frau Gunthers Erkrankung.

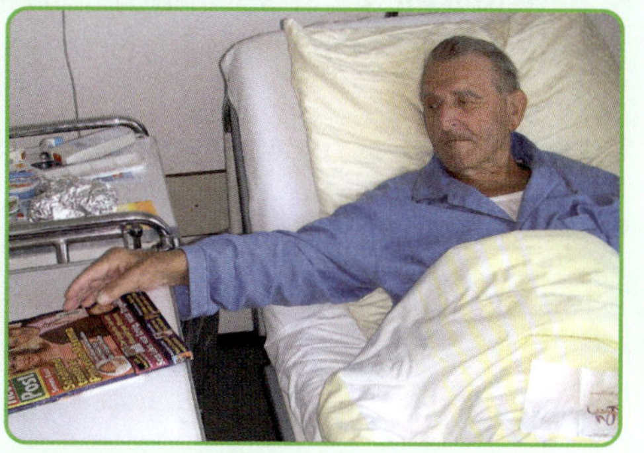

Aufgrund seiner zunehmenden Unsicherheit beim Gehen ist Herr Bayer gestürzt und nun weitgehend bettlägerig. Nur für 1 bis 2 Stunden am Tag kann er im Rollstuhl sitzen. Der Patient ist zwar in seiner Beweglichkeit eingeschränkt, aber ansonsten geistig noch sehr interessiert und rege.

Herr Bayer bewohnt zurzeit ein Einzelzimmer auf der Pflegestation, zu der auch eine Stationsküche und ein großer Aufenthaltsraum gehören. Leider schläft der ehemalige Bäcker den größten Teil des Tages und leidet dann nachts unter Schlaflosigkeit. Seine Tochter, die ihn ab und zu besucht, gibt an, dass Herr Bayer sehr gerne gelesen hat. Manchmal spricht der alte Herr über seine Arbeit in der Backstube, die er sehr vermisst.

9 Welche Einflussfaktoren können das Sturzrisiko von Patienten wie Herrn Bayer erhöhen?

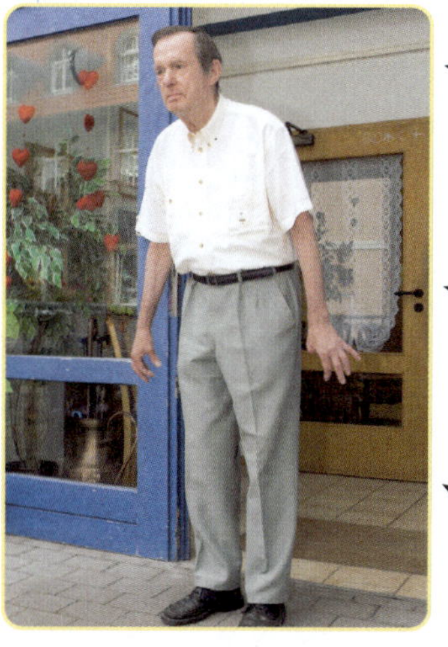

10 Welche Ziele sollen mit der Versorgung mit Hilfsmitteln zur Bewegung erreicht werden?

11 Benennen Sie die folgenden Hilfsmittel zur selbstständigen Bewegung.

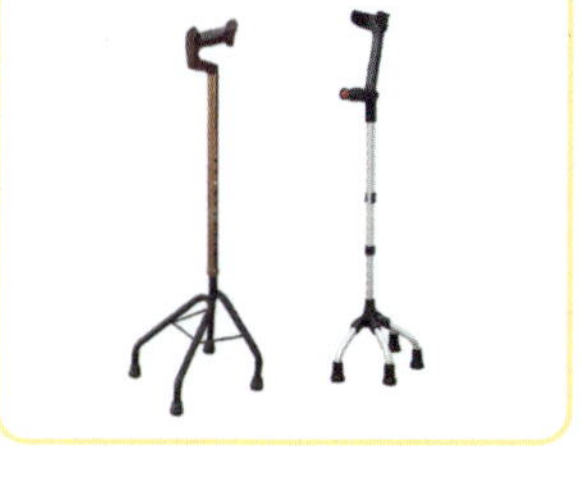

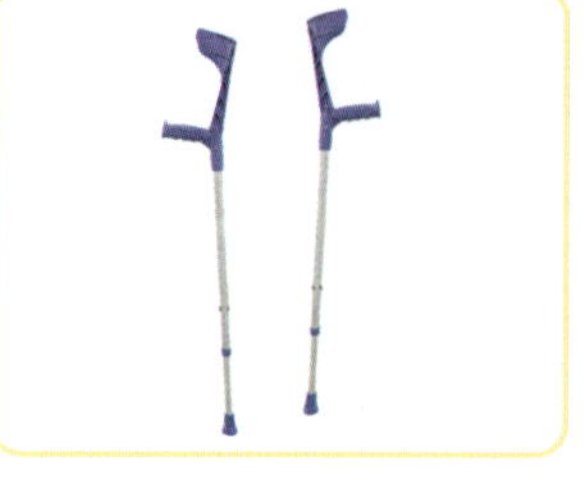

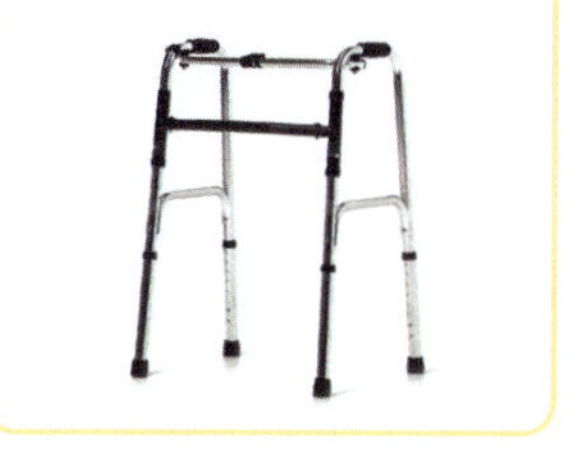

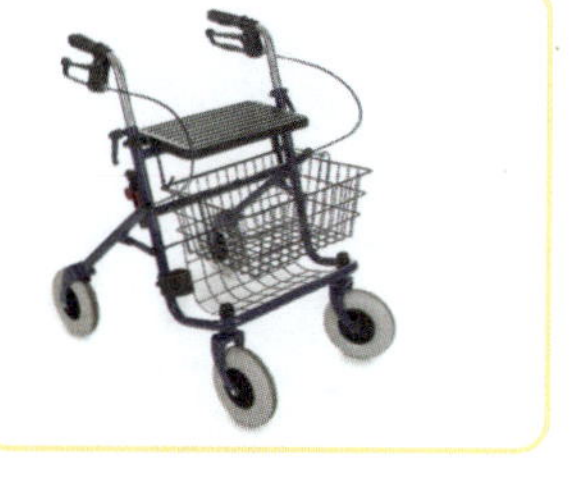

12 **Beschreiben Sie in Stichworten, welche Einschränkungen ein bettlägeriger Patient in den folgenden Lebensbereichen erfährt.**

Lebensbereich	Mögliche Einschränkungen
essen / trinken	
sich bewegen	
ausscheiden	
sich waschen und kleiden	
Freizeit gestalten / sich beschäftigen	
kommunizieren / Gemeinschaft erleben	

13 **Machen Sie Vorschläge, wie Sie Herrn Bayer im Alltag auf der Station in seiner Aktivität und seiner Beweglichkeit fördern könnten.**

14 **Besonders bei der Versorgung bettlägeriger Patienten werden oft auch die Pflegepersonen körperlich sehr belastet. Entscheiden Sie durch Ankreuzen, ob die folgenden Aussagen zum rückenschonenden Arbeiten zutreffen oder nicht.**

Aussage	richtig	falsch
Patientenlifter sind sehr teuer und umständlich zu bedienen. Sie sollten deshalb nur in besonders schweren Fällen eingesetzt werden.		
Auch beeinträchtigte Patienten sollten zur aktiven Mithilfe aufgefordert werden.		
Enger Körperkontakt ist sowohl für Pfleger als auch für Patienten unangenehm. Er sollte deshalb beim Heben und Tragen gemieden werden.		
Dreh-Beuge-Bewegungen der Wirbelsäule sind günstiger für den Rücken als wenn sich die Pflegeperson mit ihrem ganzen Körper drehen muss.		
Wenn ein schwerer Patient bewegt werden muss, sollte die Pflegeperson eine zweite Pflegefachperson hinzuziehen, auch wenn der Patient dadurch etwas länger warten muss.		
Für ein rückenschonendes Arbeiten sollte das Krankenbett zum Bewegen eines Patienten möglichst auf Brusthöhe der Pflegefachperson hochgefahren werden.		
Ein sicherer Stand trägt grundsätzlich zur Entlastung der Wirbelsäule bei.		
Die Pflegeperson sollte darauf achten, beim Heben nicht zu sehr in die Knie zu gehen, weil das zu schmerzhaften Gelenkproblemen führen kann.		
Beim Bewegen des Patienten darf sich die Pflegeperson aus Gründen der Hygiene nicht am Bett des Patienten abstützen.		
Das sichere Zugreifen am Gürtel oder an der Kleidung des Patienten kann zur Schonung des Rückens beitragen.		
Das Bewegen des Patienten ist auch auf engstem Raum ohne Probleme möglich.		

15 **Bezeichnen Sie die folgende Lagerungsposition des Patienten und nennen Sie Situationen, in denen ein Betroffener auf diese Weise gelagert werden sollte.**

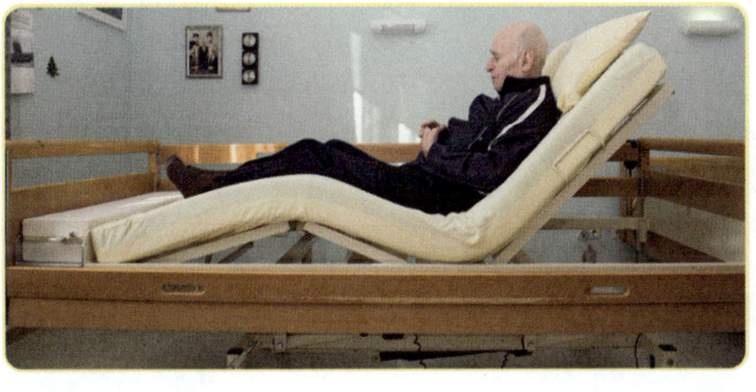

16 **Welche Ziele sollen mit einer fachgerechten Lagerung des Pflegebedürftigen erreicht werden?**

17 **Benennen Sie die abgebildeten Lagerungshilfsmittel und erläutern Sie stichpunktartig deren Einsatzmöglichkeiten.**

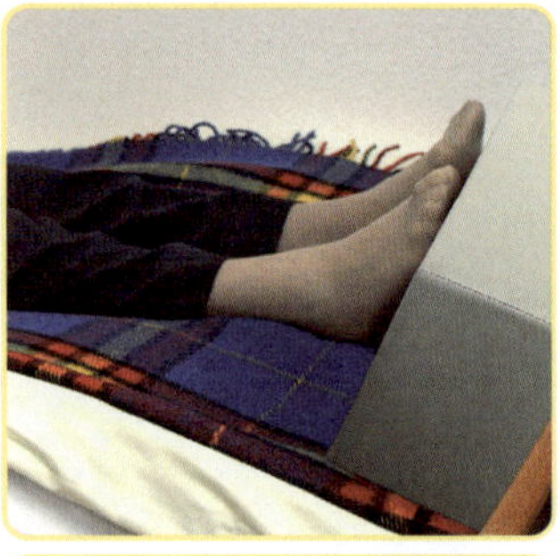

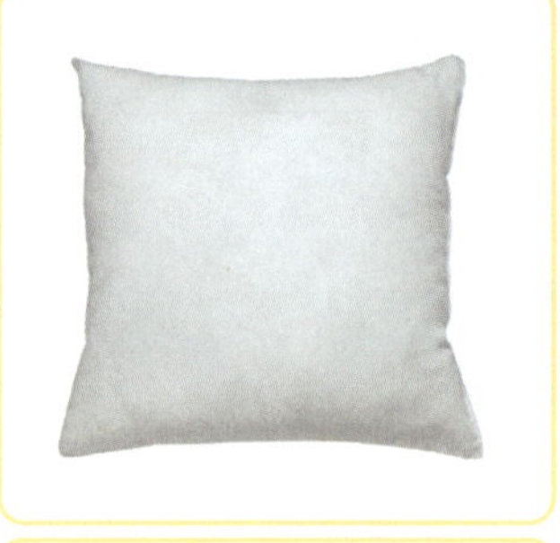

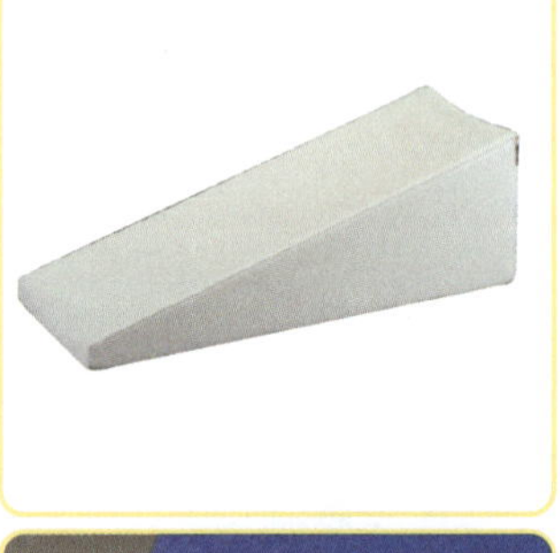

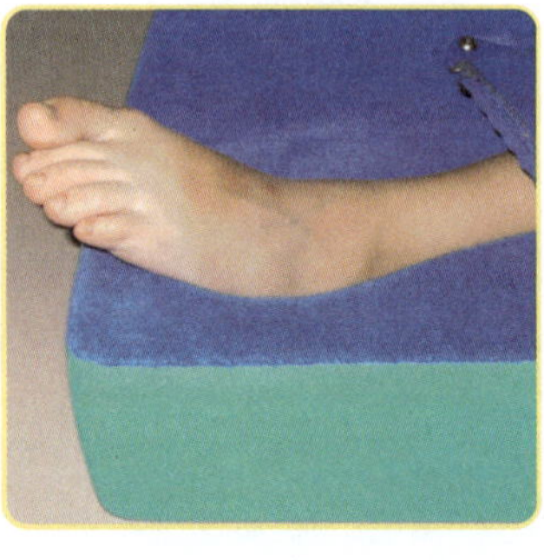

18 **Erläutern Sie, was man unter dem Begriff „Folgekrankheit" versteht.**

Entsetzt stürzt Claudia ins Schwesternzimmer: „Gerade habe ich bei Herrn Schuster die Vorlage gewechselt. Der hat jetzt eine offene Stelle am Steißbein. Sieht richtig übel entzündet aus. Ein Dekubitus." Ina nippt nachdenklich an ihrem Kaffee: „Gestern war's nur rot. Da habe ich dick Fettsalbe draufgeschmiert, damit's besser wird." Claudia kann es nicht glauben: „Du hast … was?! Und was ist mit anderen Möglichkeiten der Vorbeugung?" Ina verteidigt sich: „Ich hab's doch nur gut gemeint! Außerdem war es gestern total hektisch auf der Station. Konnte doch niemand ahnen, dass es so heftig wird."

19 a) Markieren Sie in der Abbildung die dekubitusgefährdeten Körperregionen und nennen Sie 3 Faktoren, die bei der Entstehung eines Dekubitus eine Rolle spielen.

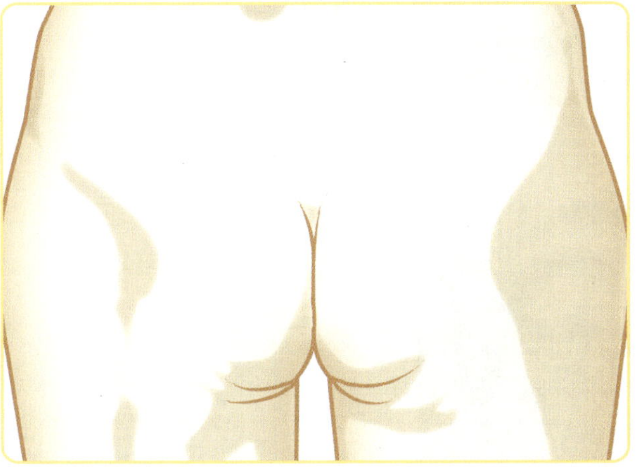

b) Beschreiben Sie, wie genau es zum Dekubitus bei Patienten wie Herrn Schuster kommt.

c) Welche Maßnahmen hätte Ina ergreifen müssen, um die drohende Dekubitusentstehung abzuwenden?

d) Es gibt 4 Stadien des Dekubitus. Ordnen Sie die folgenden Textbausteine den Bildern zu.

weißer Aufliegefleck • tiefes, eitriges Druckgeschwür • Bildung von Blasen • Hautgewebe stirbt ab • tiefer Gewebeschaden • Endstadium des Dekubitus • schmerzhafte, nässende Wunden • tiefschwarze Nekrosen • erstes Stadium • Tiefe bis zum Knochen • wenig Schmerzen • heilt bei Druckentlastung ab • verminderte Durchblutung

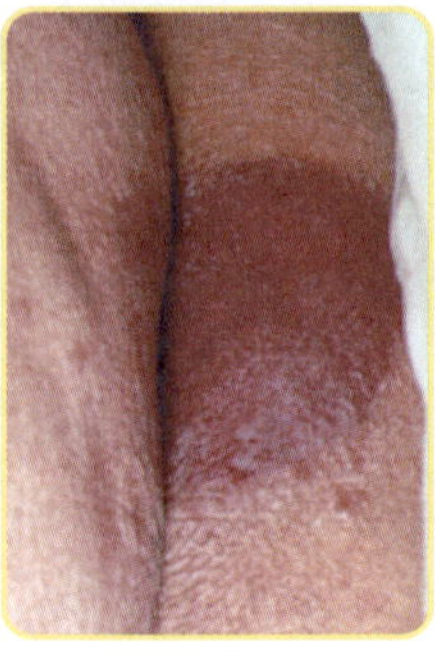

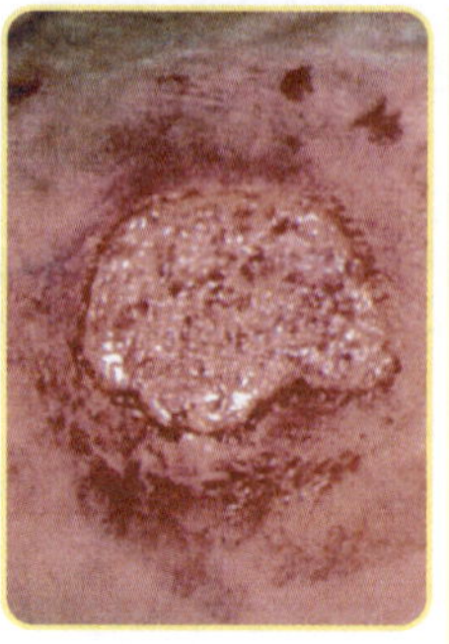

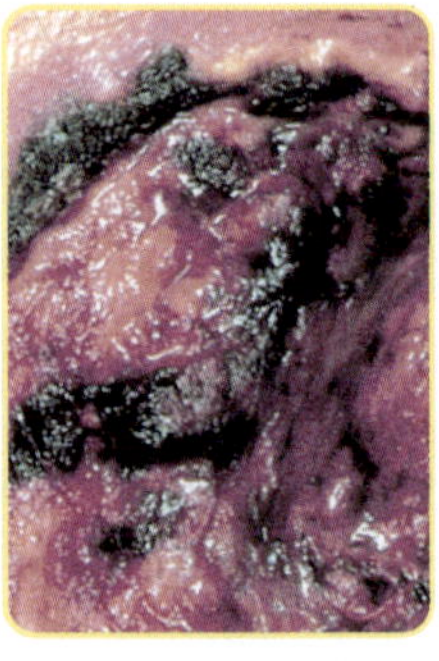

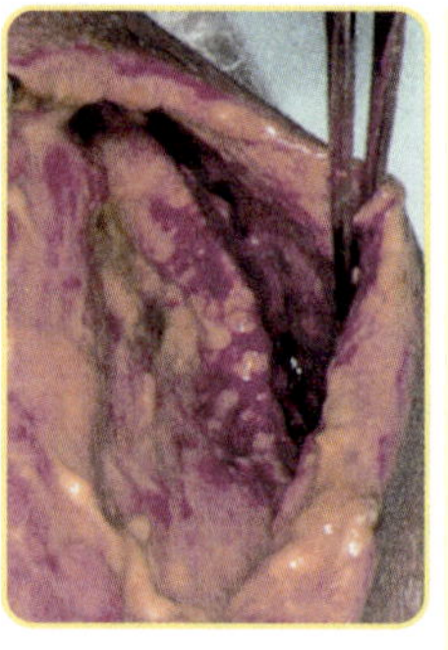

Schon vor seinem Dekubitus war Ina aufgefallen, dass Herr Schuster auch in der Beweglichkeit seiner Gelenke zunehmend steif geworden war. Darauf angesprochen meinte er nur „Wer rastet, der rostet – das wussten schon die Alten".

20 a) Erläutern Sie fachlich, was Herr Schuster mit diesem Ausspruch meint.

b) Welche Pflegemaßnahmen können diesem „Einrosten" entgegenwirken?

16 Säuglinge und Kinder pflegen

Corinna ist vor kurzem zum ersten Mal Mutter geworden. Das erste halbe Jahr verging wie im Flug und die jungen Eltern haben jeden noch so kleinen Fortschritt ihres kleinen „Wonneproppens" begeistert gefeiert. Doch seit ihrem ersten Besuch im Baby-Treff ist Corinna verunsichert: Einige der anderen Babys waren schon deutlich größer als ihr Sohn Benny. Die kleine Sarah ist richtig schmal gegen ihn – ob sie ihrem Kleinen wohl zu viel füttert? Benny wiegt jetzt 8 kg, aber Dickerchen soll er ja nicht werden. Die Mutter vom gleichaltrigen Tom wirkte heute total übermüdet: „Bestimmt bekommt er jetzt das erste Zähnchen, das wird anstrengend!" Was, jetzt schon? Corinna fragt sich, ob ihr Sohn vielleicht in seiner Entwicklung zurückliegt.

1 Die Größen- und Gewichtszunahme eines Kindes nach seiner Geburt sind wichtige Merkmale für eine gesunde Entwicklung. Ermitteln Sie aus den Diagrammen für die folgenden Altersstufen das zugehörige Durchschnittsgewicht und die durchschnittliche Größe des Kindes.

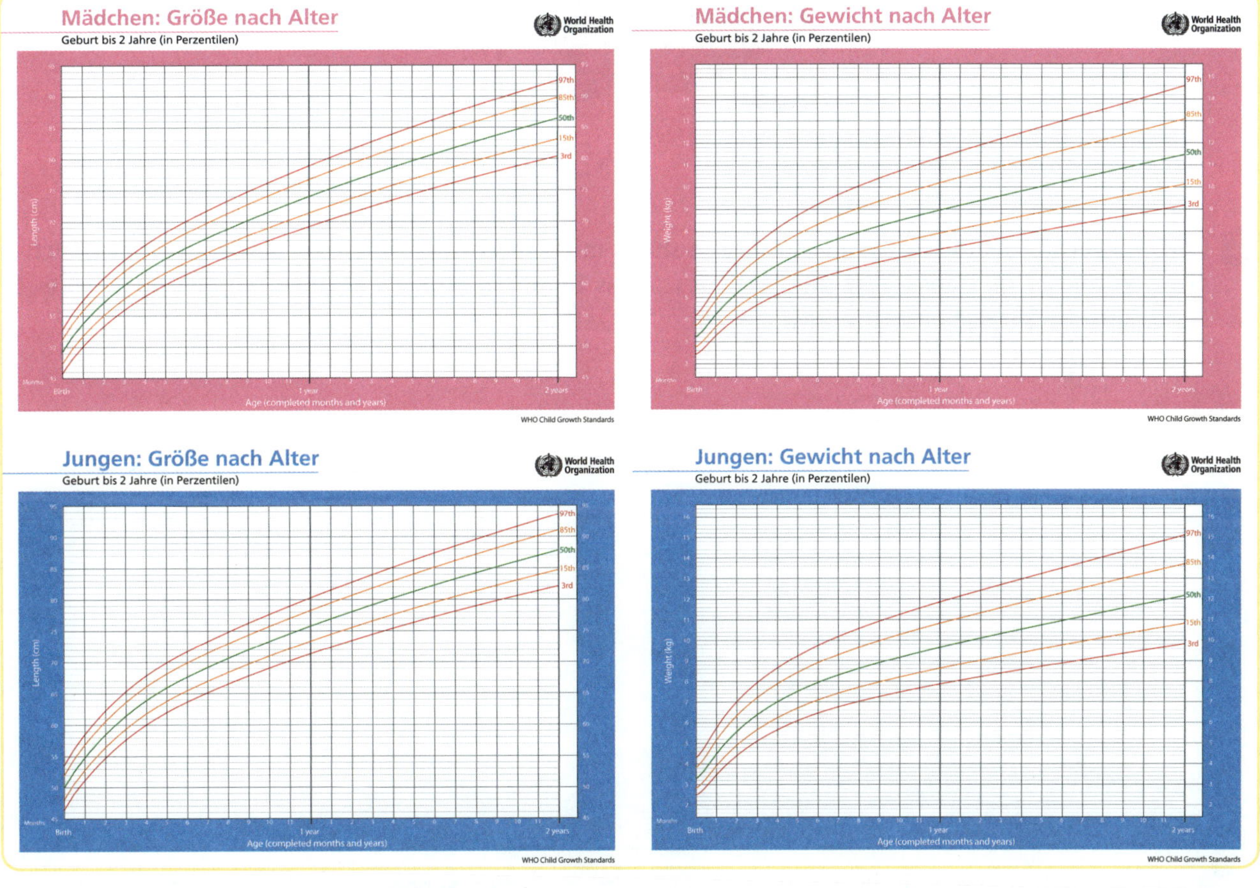

	Durchschnittliche Größe	Durchschnittliches Gewicht
Geburt	ca. 50 cm	ca. 3400 g
3 Monate		
6 Monate		
12 Monate		

2 **Die Reflexe sichern zunächst das Überleben des Säuglings. Nennen Sie die 3 wichtigsten angeborenen Reflexe und vervollständigen Sie den nachstehenden Satz.**

Diese Reflexe verlieren sich beim gesunden Kind im Alter von ___ bis ___ Monaten.

3 **Tragen Sie in die Abbildung links die Reihenfolge ein, in der die Milchzähne durchbrechen und rechts die Zahnarten des Milchgebisses. Markieren Sie die einzelnen Zahnarten in jeweils unterschiedlichen Farben.**

Reihenfolge des Durchbruchs **Zahnarten im Milchgebiss**

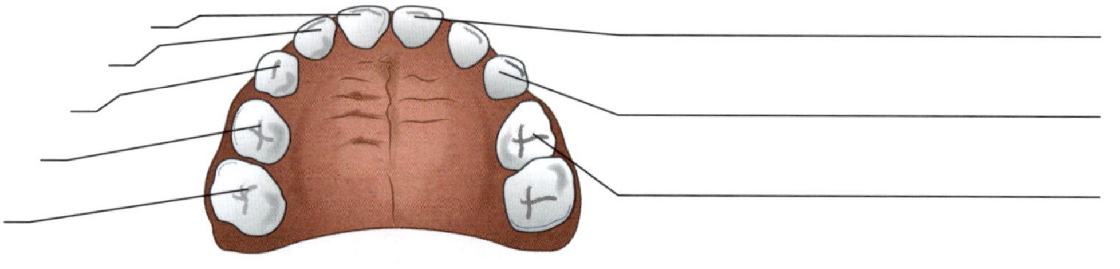

4 **Corinna vergleicht die Entwicklung ihres Sohnes mit den Fortschritten der anderen etwa gleichaltrigen Kinder im Baby-Treff und stellt fest, dass Benny in einigen Bereichen noch nicht so weit ist. Erläutern Sie der besorgten Mutter diese Situation.**

5 **Mia ist auch regelmäßig im Baby-Treff. Obwohl die Kleine schon recht flott krabbeln kann, bleibt sie immer ganz nahe bei ihrer Mutter und reagiert auf die anderen Personen sehr ängstlich. Beim Spielen sitzt sie ohne weitere Unterstützung auf dem Boden und liebt es, Gegenstände mit Daumen und Zeigefinger zu untersuchen und sie dann wegzuwerfen.**

Entscheiden Sie anhand der psychomotorischen Fähigkeiten, in welche Altersgruppe das Kind einzuordnen ist.

Mia ist etwa ___ alt.

Frau Clausen wird in Kürze ihr erstes Kind zur Welt bringen. Langsam wird es Zeit, sich über die Versorgung und die Ernährung des Säuglings zu informieren und die Grundausstattung zu besorgen. Schließlich hat so ein kleines Baby ja besondere Bedürfnisse, die es dabei zu beachten gilt.

6 Beim Einkaufen im Drogeriemarkt steht Frau Clausen lange vor dem Regal mit den vielen unterschiedlichen industriell hergestellten Säuglingsnahrungen. Erläutern Sie deren Eigenschaften und geben Sie an, für welche Säuglinge sie Anwendung finden.

	Eigenschaften	Anwendungsgebiet/-zeitraum
Pre-Milch		
1er-Milch		
2er-Milch		
HA-Nahrung		
Spezialnahrung		

7 Im Umgang mit Säuglingen sind einige grundsätzliche Dinge zu beachten.
Geben Sie zu den jeweiligen Besonderheiten und Bedürfnissen des Säuglings Hinweise, was bei der Pflege beachtet werden sollte.

a) Der Säugling kann seine Körpertemperatur noch nicht gut regulieren.

b) Die Bewegungen des Säuglings sind unkontrolliert, seine Muskulatur ist noch schwach.

c) Die körpereigene Immunabwehr des Säuglings ist noch nicht ausreichend entwickelt.

8 **Welche Vorteile haben die folgenden Tragepositionen und in welchen Situationen kommen sie zur Anwendung?**

Wiege-Haltung:

Schulterhaltung:

Sitzhaltung:

9 **Stellen Sie für Frau Clausen eine Checkliste aller benötigten Utensilien und Materialien für die Erstausstattung des Säuglings zusammen.**

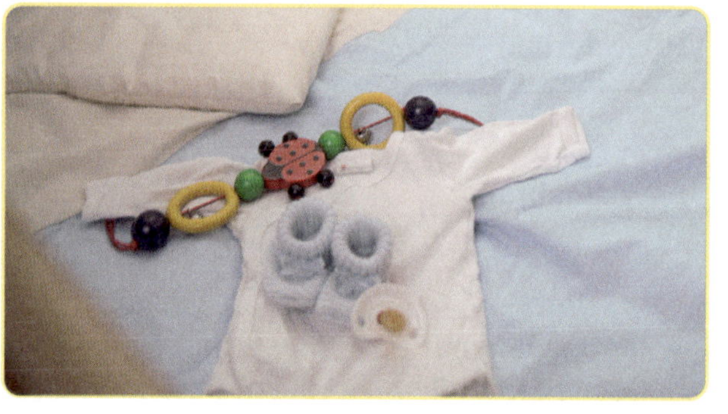

Für die Körperpflege:

Für die Ernährung:

Inzwischen darf Patrick seit fünf Wochen in den Kindergarten. Seither freut er sich schon am Abend wieder auf den kommenden Tag in seiner Gruppe. Endlich kann Frau Gaubig wieder halbtags in ihrem Beruf als Verkäuferin arbeiten. Als sie ihren Sohn heute Morgen für den Kindergarten fertig machen und anziehen will, erschrickt sie. Die Haut des 3-Jährigen ist über und über mit kleinen roten Flecken bedeckt. In den letzten Tagen war ihr aufgefallen, dass Patrick eher weinerlich und weniger aktiv war. Und auch heute Morgen fühlt er sich etwas warm an. Was kann das nur sein?

10 Frau Gaubig schaut in einem Medizin-Lexikon nach und entdeckt Beschreibungen von Kinderkrankheiten und verschiedene Abbildungen dazu. Ordnen Sie die die Nummern der Bilder entsprechend zu.

a) Das Kind hat zahlreiche Hautbläschen, die über den ganzen Körper verteilt sind und die heftig jucken. Später verschorfen die Bläschen und heilen ab.

Bild

b) Das Kind klagt über Schnupfen und Kopfschmerzen. Wenig später zeigt sich ein zartroter feinfleckiger Ausschlag am ganzen Körper. Die Lymphknoten sind schmerzhaft geschwollen.

Bild

c) Das Kind hat einen heftigen Reizhusten. Die Hustenanfälle führen zu schwerer Atemnot und Erstickungsängsten. Sie bringen das Kind oft bis an den Rand der Erschöpfung.

Bild

d) Das Kind hat Halsschmerzen und Schluckbeschwerden. Beim Blick in den Mund fällt die himbeerrot verfärbte Zunge auf. Die fiebrige Erkrankung geht mit einem samtartigen, blassen Ausschlag einher, der vor allem am Hals und in der Achsel- und Leistengegend auftritt.

Bild

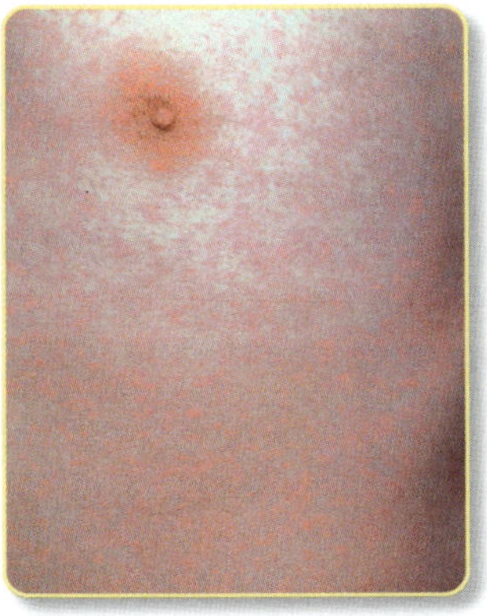
1

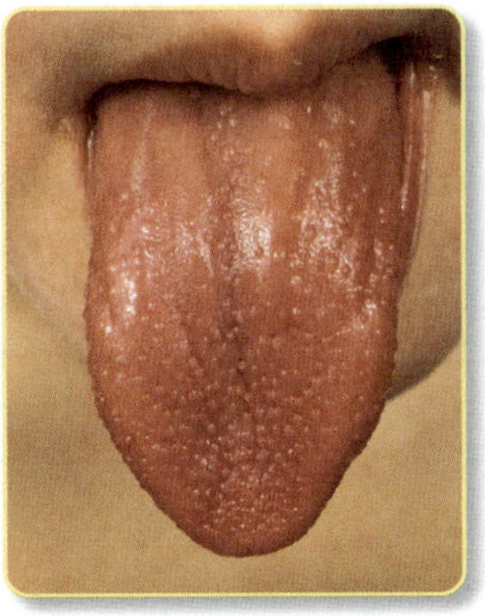
2

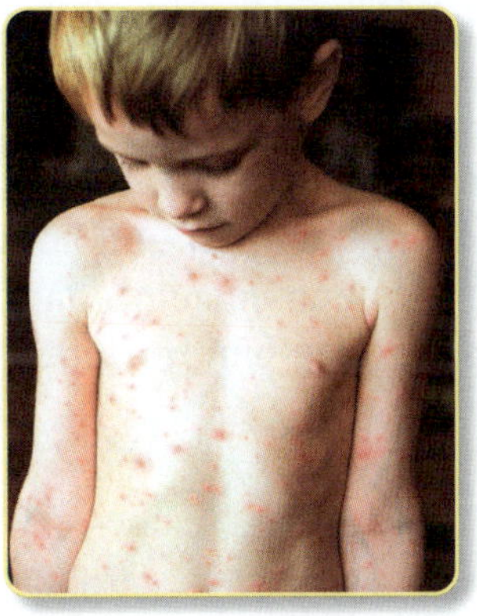
3

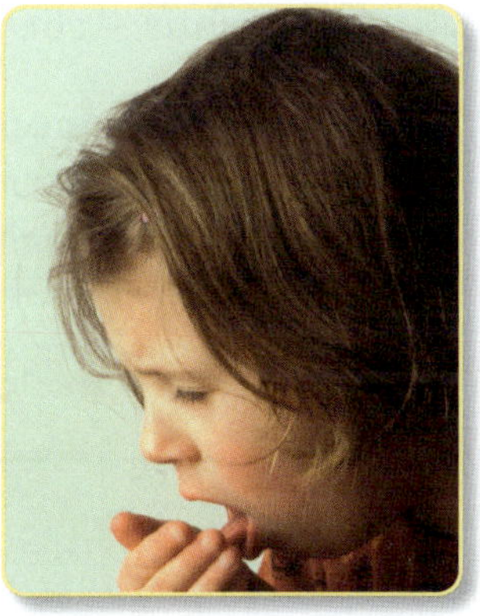
4

11 **Trotz des Ausschlags scheint Patrick recht munter zu sein – und ein Tag ohne Kindergarten würde seine Laune sicher nicht besser machen. Wie sollte sich Frau Gaubig im Umgang mit der Kinderkrankheit bei Patrick verhalten?**

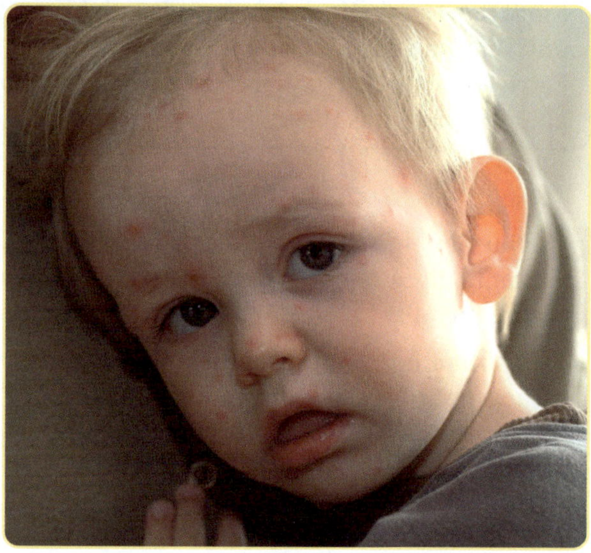

Beim Anblick ihres Sohnes kommen Frau Gaubig unwillkürlich ihre eigenen Kindheitserinnerungen an Arztpraxen mit Untersuchungen und sogar ein Krankenhausaufenthalt in den Kopf. Nein, das möchte sie ihrem Kleinen bestimmt nicht antun – zumindest nicht so, wie sie das erleben musste.

12 **Gedanken eines Kindes im Krankenhaus:**

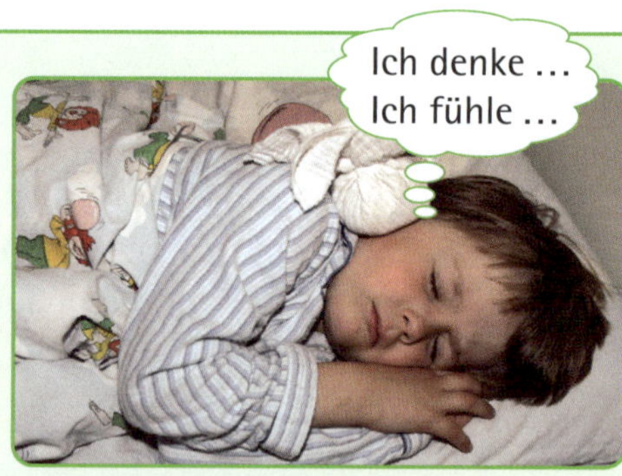

„Vor ein paar Tagen habe ich ganz schreckliche Bauchschmerzen bekommen und Mama und Papa haben mich nun ins Krankenhaus gebracht. Alles hier ist so fremd und das weiße Zimmer ist so ganz anders als mein kleines Kinderzimmer zu Hause. Dann ist ein Arzt mit einer riesigen Spritze und einer Nadel vorne dran gekommen und wollte sie in meinen Arm stechen.
Und Mama hat einfach zugeschaut! Sie haben mir versprochen, dass es gar nicht wehtun würde – aber sie haben gelogen. Es hat schrecklich wehgetan!

Ich habe solche Angst, weil mein Bauch so wehtut. Ich verstehe einfach nicht, weshalb das so ist. Die Schwestern sagen zwar, dass es bald besser wird – aber wann ist denn „bald"? Am Abend sind Mama und Papa nach Hause gefahren und haben mich allein hier gelassen. Das ist so gemein, ich will hier nicht bleiben. Sie haben gemeint, dass ich einige Tage hier bleiben muss und dass ich schon ein großer, tapferer Junge bin. Hoffentlich holen mich Mama und Papa ganz bald wieder nach Hause."

a) **Wenn ein Kind ins Krankenhaus muss, ist das für alle Beteiligten nicht einfach. Beschreiben Sie anhand des Berichtes die Situation des Kindes.**

b) **Mit welchen Maßnahmen könnten Sie der Verunsicherung des Kindes entgegenwirken?**

13 **Bereits im Kindesalter wurde Frau Gaubig, genauso wie Patrick, gegen bestimmte Erkrankungen wie z. B. einige Kinderkrankheiten geimpft. Erklären Sie, was man unter dieser Grundimmunisierung versteht.**

14 **Im Alter von 12 bis 14 Jahren bietet die Jugendgesundheitsuntersuchung (J1) allen Jugendlichen die Möglichkeit, sich vom Arzt, ohne die Eltern, unter vier Augen beraten zu lassen. Welche Untersuchungen und Beratungsinhalte umfasst dieser Gesundheitscheck im Jugendalter?**

17 Menschen mit Behinderungen unterstützen

„Ich heiße Monika Lepps und bin 49 Jahre alt. Ich habe das Down-Syndrom. Viele Leute fragen sich, wie ich ein selbstständiges Leben führen kann, so wie ich aussehe. Klingt hart, aber ich weiß, dass viele so denken. Ich bin geboren, als meine Eltern noch nicht verheiratet waren. Damals ein absolutes Unding. ‚Strafe muss sein', dachten die Leute damals und betrachteten mich als die verdiente Quittung für meine Eltern.

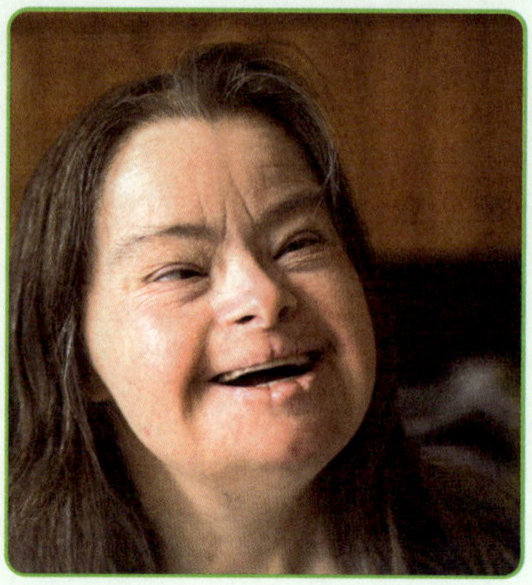

Erst mit 3 Jahren fing ich an zu laufen. Meine Oma sang mir oft Lieder vor. Das hat mir gut gefallen. Ich sang mit ihr, wann immer es ging. Auf einer Förderschule mit sehr kleinen Klassen habe ich den Hauptschulabschluss geschafft. Das war meinen Eltern wichtig. Im Chor habe ich später meinen zukünftigen Mann kennen gelernt. Als wir heiraten und in eine gemeinsame Wohnung ziehen wollten, waren meine Eltern dagegen. Sie begründeten das mit meinem Herzfehler. Aber in Wirklichkeit konnten sie nicht loslassen. Mein Mann und ich haben trotzdem getan, was wir für richtig hielten. Wir haben eine gesunde Tochter und sind stolz auf sie. Manche fragen sich wohl, ob wir richtig für sie sorgen können. Ja, das können wir. Und sie macht uns die größte Freude im Leben. Ich bin stolz auf uns drei."

1 Benennen Sie Faktoren, die Monika Lepps den Umgang mit ihrer Behinderung erschweren und erleichtern.

2 „Als ich ungefähr 18 war, hat meine Mutter mir mal erzählt, wie schwer die Zeit nach meiner Geburt für sie war. Sie wusste so wenig über das Down-Syndrom. Und damals war es nicht so einfach wie heute, sich über Erkrankungen zu informieren. Aber eines ist gleich geblieben: Diejenigen, die keinen Kontakt zu Betroffenen haben, stellen oft die gleichen Fragen."

a) Ist das Down-Syndrom heilbar?

b) Ist das Down-Syndrom vererbbar?

c) Welche körperlichen Auswirkungen bringt die Chromosomenveränderung häufig mit sich?

d) Besuchen Kinder mit Down-Syndrom Kindergarten und Schule?

e) Können Menschen mit dem Down-Syndrom einer geregelten Arbeit nachgehen?

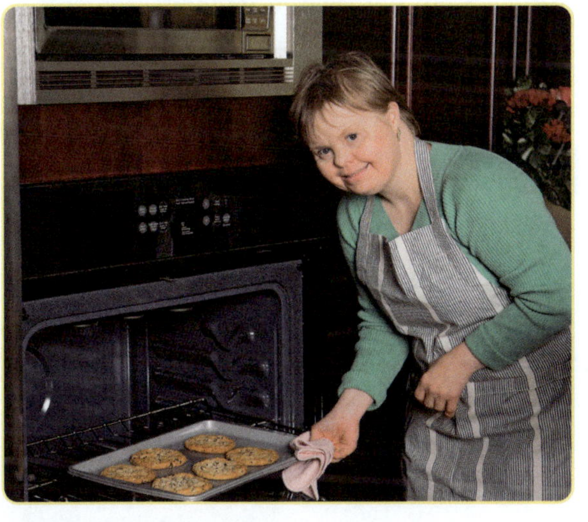

Integration am Arbeitsplatz

3 **Erklären Sie die Bedeutung des Begriffes „Syndrom“ am Beispiel des Down-Syndroms.**

Vor einem Jahr hatte Sonja (17 J.) einen Unfall. Als Beifahrerin auf dem Motorrad ihres Freundes wurde sie schwer verletzt. Der linke Unterschenkel musste ihr amputiert werden. Tischlerin war ihr Traumberuf. Doch der ist erst einmal in weite Ferne gerückt. Zwei Monate hat sie in einer Rehabilitationsklinik verbracht. Voraussichtlich muss sie wegen einer Entzündung am Stumpfende noch eine weitere Operation über sich ergehen lassen, bevor eine Prothese angepasst werden kann. Eine erneute Rehabilitationsphase wird dann folgen. Sonja ist oft verzweifelt. „Ich sehe kein Licht am Ende des Tunnels“, sagt sie dann.

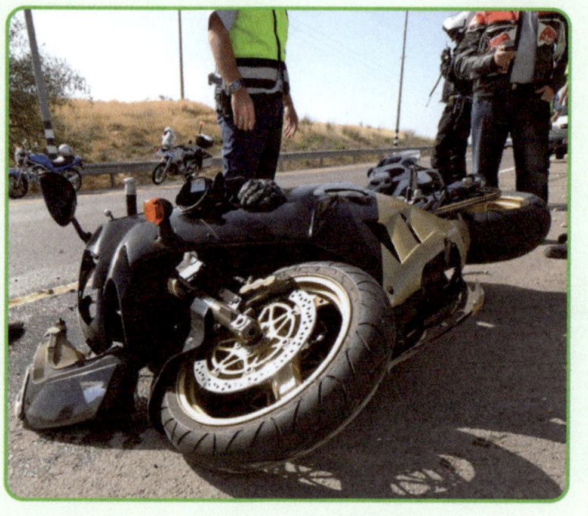

4 **Beschreiben Sie Sonjas Behinderung. Betrachten Sie dazu Sonjas Situation mithilfe des dreistufigen Modells der WHO sowie aus medizinischer Sicht.**

Aus der Sicht der Weltgesundheitsorganisation (WHO):

Aus medizinischer Sicht:

Dies sind Sätze, die Sonja sich anhören musste, als sie in ihrem Rollstuhl unterwegs war:

„Das ist ja voll behindert!"

„Geht's?"

„Bleiben Sie ruhig sitzen!"

„So hübsch und dann im Rollstuhl."

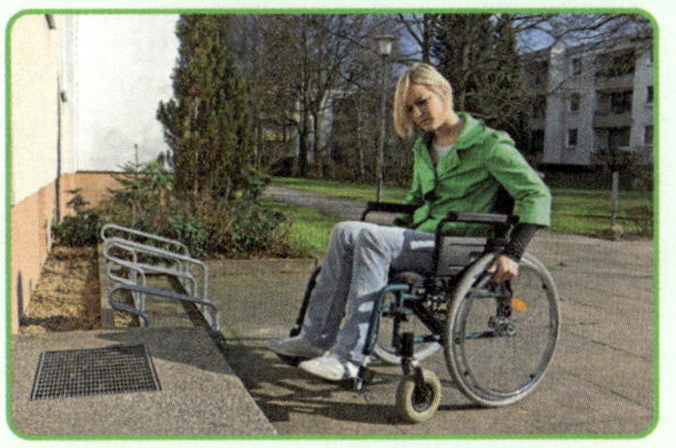

„Aber essen darfst du alles, oder?"

„Nehmen Sie schon mal Platz."

„Ein bisschen Spasmus sein ... schön, dass Sie Spaß verstehen."

„Kann man da noch was machen?"

„Wie ist denn das passiert? ... Aha, Motorradunfall, selbstverschuldet?"

„Nun lassen Sie sich doch helfen!"

Aus: jule-stinkesocke.blogspot.de

5 Wenn Sonja mit ihrem Rollstuhl Veranstaltungen besucht, stößt sie oft auf verschiedene Hindernisse. Sei es die zu steile Rampe, sei es der zu enge Gang zwischen den Stuhlreihen. Der Raum, die Technik, die Kommunikation – Menschen mit einer Behinderung haben je nach Art ihrer Beeinträchtigung ihre ganz individuellen Ansprüche an Barrierefreiheit.

Notieren sie hinter den folgenden Praxistipps zur Barrierefreiheit die Buchstaben R, T oder K, je nachdem ob es sich um Tipps zur **r**äumlichen, **t**echnischen oder **k**ommunikativen Barrierefreiheit handelt.

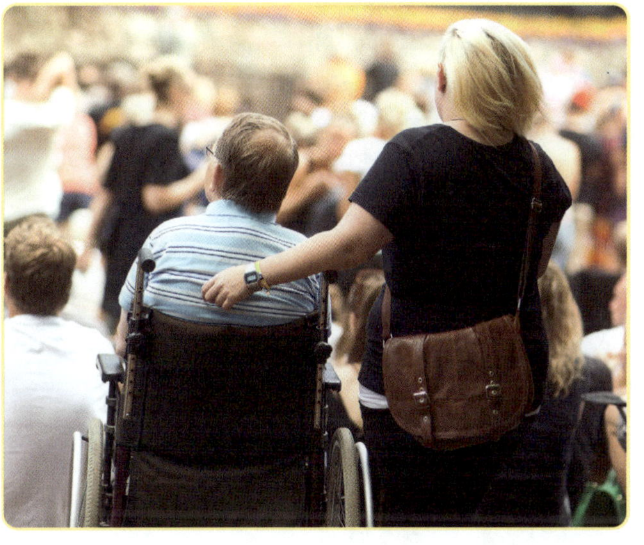

Toiletten sollen barrierefrei durch mind. 90 cm breite Türen erreichbar sein.	
Für Grafiken und Bilder starke Kontraste und mind. Schriftgröße 12 wählen.	
Bei Filmen und Videopräsentationen für Untertitel sorgen.	
Veranstaltungen im Freien nicht auf Sand oder Wiesen planen.	
Vorträge in Gebärdensprache/leichte Sprache übersetzen lassen.	
Einige Tische sollten (für Rollstuhlfahrer) unterfahrbar sein.	
In der Ankündigung einer Veranstaltung auf die angebotenen Maßnahmen zur Barrierefreiheit hinweisen.	
Moderatoren sollen langsam, klar und deutlich sprechen.	
Veranstaltungsort gut sichtbar ausschildern.	

6 Notieren Sie Hinweise zur barrierefreien Gestaltung oder Ausstattung der folgenden Wohnbereiche:

Eingangsbereich zu Haus oder Wohnung

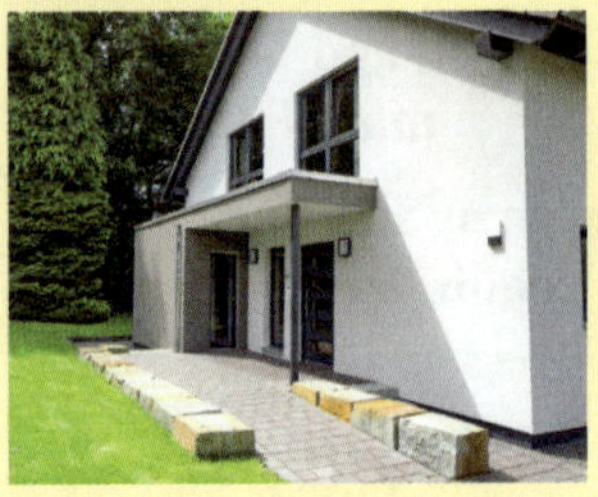

Überdachter, stufenfreier Zugang,

Küche

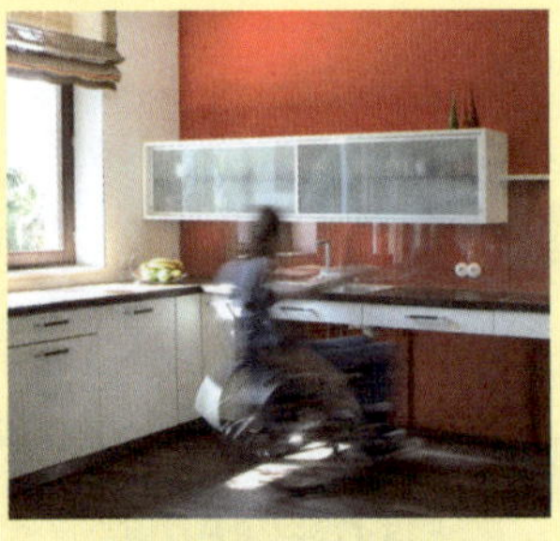

Wohn- und Schlafzimmer

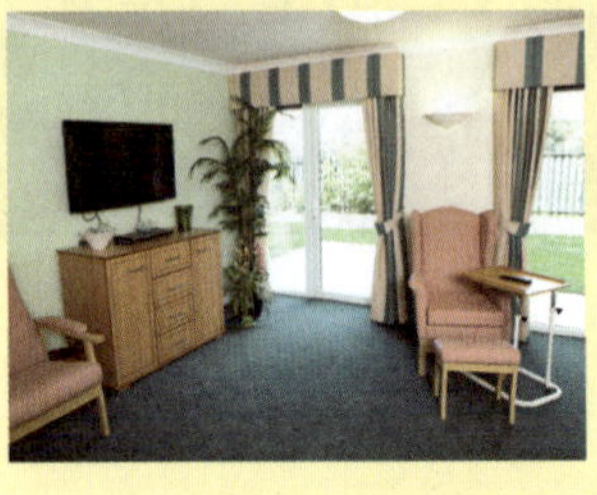

Bad/WC

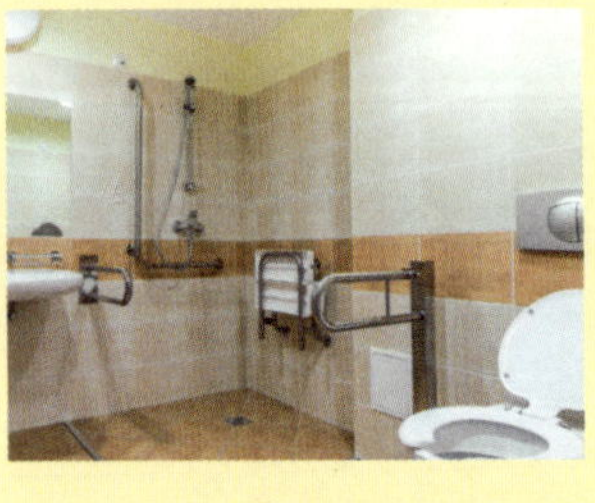

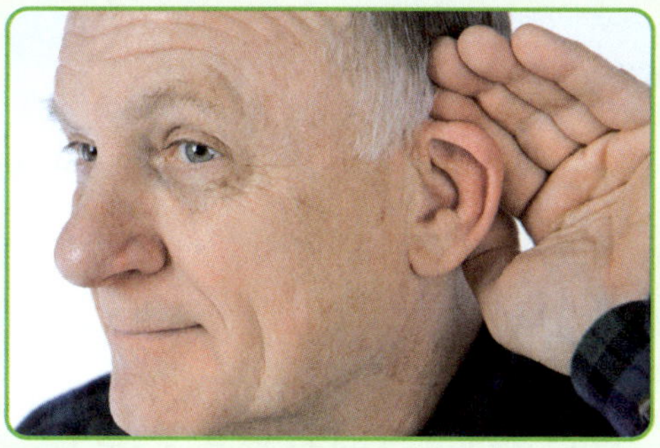

Helene: „Hubert! ...Huuubert!!! Mach den Fernseher leiser, das ist ja viel zu laut!" So geht das jeden Tag. Aber irgendwie muss ich mich ja gegen die Lautstärke wehren.
Hubert: „Schrei mich doch nicht so an, Helene!"
Helene: Na bitte, jetzt tut er wieder so als hätte er mich verstanden. Mein Mann ist schwerhörig. Das fing vor ein paar Jahren an, nachdem er in Rente ging. Den ersten Arztbesuch hat er lange hinausgezögert. Hubert behauptet immer noch, da sei sicher irgendetwas im Gehörgang. Mit Wattestäbchen und allerlei anderen Gegenständen hat er neulich wieder versucht, den Gehörgang frei zu bekommen. Verletzt hat er sich dabei. Seitdem hat sich die Haut im Gehörgang auch noch entzündet. Ab heute soll ich ihm Ohrentropfen verabreichen.
Hubert: „Ach ja, Helene, wo du gerade davon sprichst: Wo sind eigentlich meine Ohrentropfen?"
Helene: Wie immer, was er hören will, das hört er. Hier zu Hause gibt er den Ton an, aber sonst – er geht kaum noch irgendwo hin. Sein Hörgerät liegt in der Schublade. ‚Mit so einem Klotz hinterm Ohr geh ich nicht vor die Tür', sagt er. Tja, was soll ich da machen?

7 **Beschreiben Sie die verschiedenen Probleme, die sich aus der Schwerhörigkeit des Ehemannes ergeben.**

8 **Um ihrem Ehemann Hubert die Teilnahme an Gesprächen zu erleichtern, ist es wichtig, dass Helene folgende Hinweise beachtet. Notieren Sie dazu jeweils eine passende Begründung.**

Nicht schreien, sondern langsamer und deutlicher und eher etwas tiefer sprechen als gewohnt.

Begründung:

An einem ruhigen Ort ohne Nebengeräusche sprechen.

Begründung:

Ihrem Mann während des Sprechens das Gesicht zuwenden.

Begründung:

Beim Gespräch nicht essen bzw. kauen.

Begründung:

Immer von vorn auf ihren Mann zugehen.

Begründung:

Die eigenen Worte mit Mimik und Gestik verstärken.

Begründung:

9 **Stellen Sie sich die folgende Situation vor: Sie sitzen draußen vor einem Eiscafé und beobachten, wie eine blinde Person mit Langstock versucht, den Weg durch das Gewirr von Stühlen und Tischen auf dem Bürgersteig zu finden. Wie sollten Sie am Besten reagieren?**

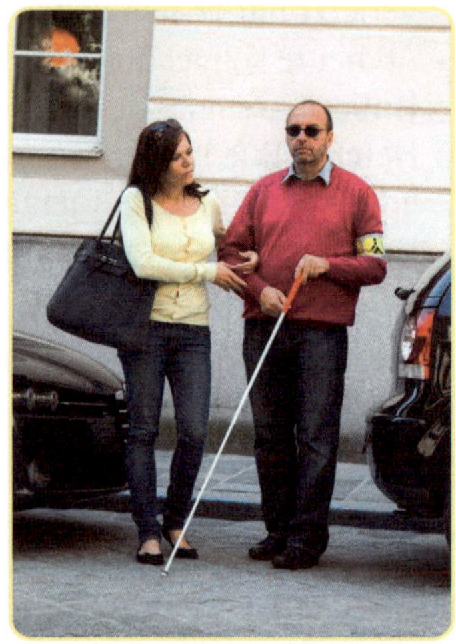

10 **Legen Sie das aufgeschlagene Arbeitsbuch vor sich auf den Tisch. Versuchen Sie nun, ohne hinzusehen (z. B. unter dem Tisch) die einzelnen Buchstaben der Brailleschrift auf einer Arzneimittelverpackung zu ertasten.**

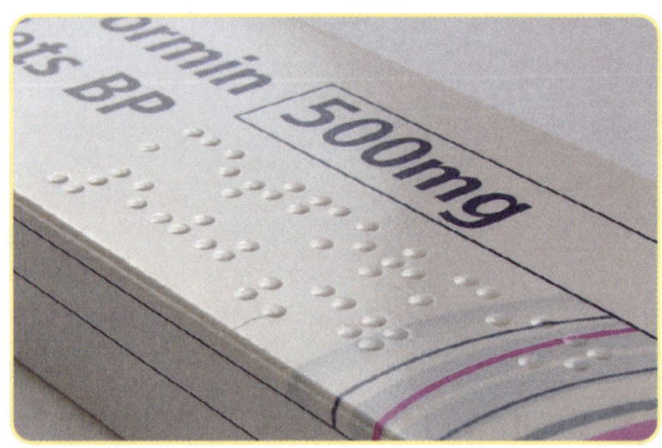

Brailleschrift auf einer Arzneimittelverpackung

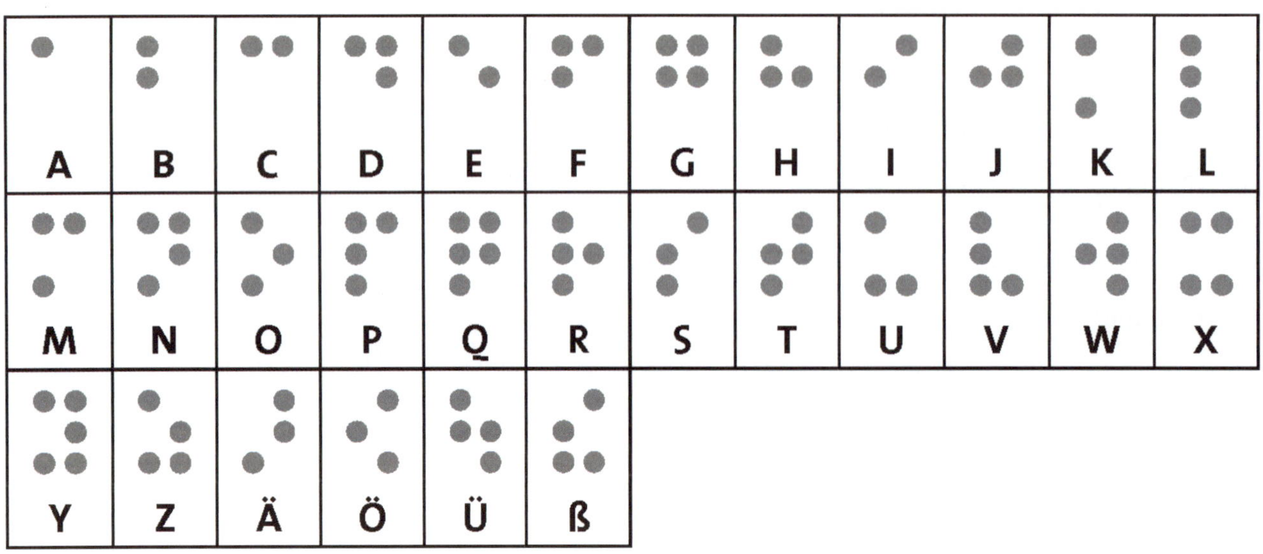

Die deutsche Blindenschrift (Brailleschrift).

18 Leidende und sterbende Menschen begleiten

Es ist ruhig im Zimmer auf der Palliativstation. Frau Dorn liegt kraftlos, aber klar und ansprechbar im Bett. Sie hatte lange mit ihrer Krebserkrankung gerungen und den Kampf letztlich doch verloren. Ihre Tochter ist gekommen, um sie in den letzten Stunden ihres Lebens zu begleiten. Stella, die heute als Bezugspflegerin für die Patientin zuständig ist, schaut regelmäßig vorbei und versucht, die Sterbenden und auch die Angehörigen in dieser Situation zu unterstützen.

1 Leidende und sterbende Menschen benötigen besondere Zuwendung.
Erläutern Sie, wie Pflegende und Angehörige/Freunde diese Begleitung gestalten können.

Da sein und Zuhören:

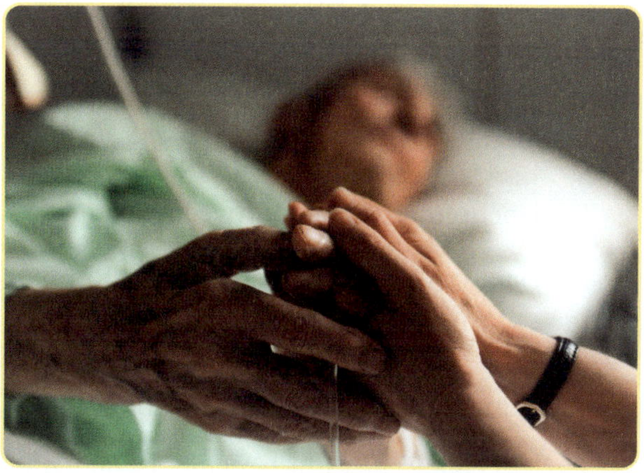

Authentisch bleiben:

Das Leben nicht ausschließen:

2 **Der Tod eines Menschen ist ein schwerer Einschnitt in das Leben der Hinterbliebenen. Zeigen Sie der Tochter von Frau Dorn Angebote zur Bewältigung dieser Situation und zur Unterstützung in der Trauer auf.**

3 **In der Endphase des Sterbens verändern sich die Lebenszeichen des Menschen.**

a) **Kreuzen Sie bei den folgenden Sätzen die falschen Aussagen zu den Anzeichen des nahen bzw. eingetretenen Todes an.**

- [ ] Die lebenserhaltenden Stoffwechselvorgänge werden reduziert.
- [ ] Die Haut des Sterbenden erscheint gerötet.
- [ ] Der Puls wird schwächer und unregelmäßiger.
- [ ] Die Atmung wird tief und regelmäßig.
- [ ] Der Herz-Kreislauf-Stillstand gilt als biologischer Tod.
- [ ] Bereits wenige Minuten nach Eintritt des Todes folgt die Totenstarre.

b) **Bilden Sie die korrekten Aussagen.**

4 **Gefühle und Gedanken angesichts des Todes lassen sich nur schwer allgemeingültig in Worte fassen und werden oft durch Symbole verdeutlicht. Was verbinden Sie mit den folgenden Symbolen in Todesanzeigen?**

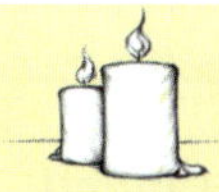

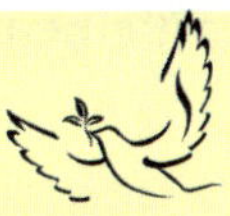

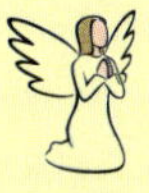

5 **Was bedeutet „Palliative Care"?**

6 **Wenn das Leben eines Menschen in die letzte Phase übergeht, verändern sich seine Bedürfnisse. Erläutern Sie Stella, was sie bei der Pflege sterbender Menschen beachten sollte.**

19 Mit Arzneimitteln umgehen

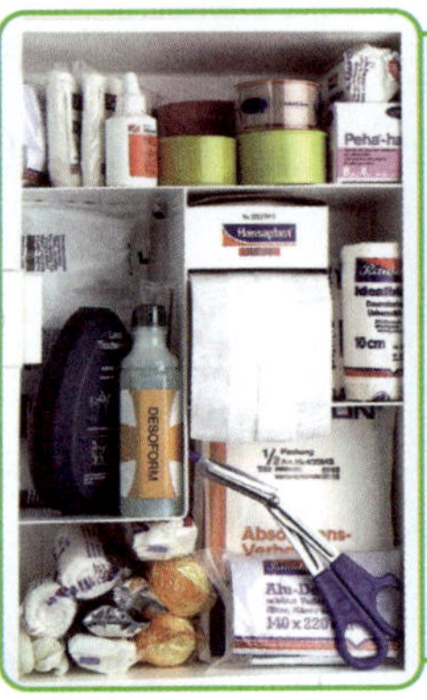

Herr Hemaster (vgl. Buch S. 328) hat seine Erkrankung überstanden. Er hat sich dazu entschlossen, seine Hausapotheke zukünftig an einem anderen Ort zu platzieren und neu zusammenzustellen.

1 Geben Sie Herrn Hemaster Hinweise für die Lagerung von Arzneimitteln in einer Hausapotheke.

2 Unterstreichen Sie in der folgenden Liste die Gegenstände/Materialien, die in eine Hausapotheke gehören.

- Fieberthermometer
- Pinzette
- Gürtel
- Wundpflaster
- Notfall-Defibrillator
- Kompressen
- Cool-/Hotpack
- Einmalhandschuhe
- Mehl
- Stricknadeln
- aktuelle Erste-Hilfe-Anleitung
- Fotoapparat
- Kreide
- Händedesinfektionsmittel
- Mittel gegen Fußpilz
- Verbandschere
- Schlaftabletten
- Verbandpäckchen
- elastische Binden
- Blutdruckmessgerät fürs Handgelenk
- Wärmflasche
- Wattestäbchen

3 **Herr Hemaster prüft seine Medikamente auf deren Haltbarkeit. Bei genauer Betrachtung der Verpackung fällt ihm auf, dass darauf noch weitere, wichtige Informationen abgedruckt sind. Nehmen auch Sie ein Arzneimittel zur Hand, das Sie selbst verwenden. Sehen Sie sich die Verpackung genau an und notieren Sie alle Informationen, die Sie der Verpackung entnehmen können.**

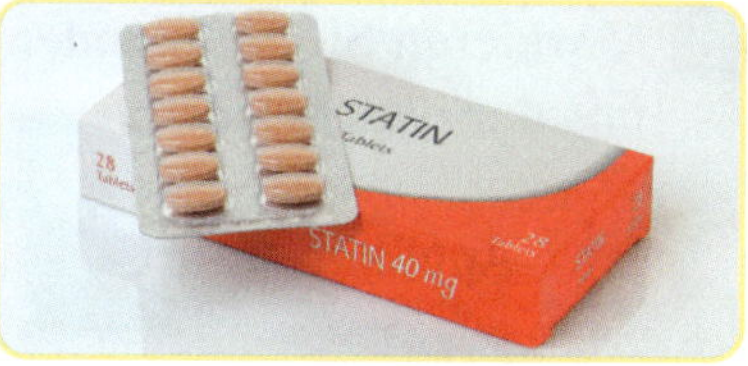

Verpackung eines Arzneimittels

Name des Medikaments	

4 **Die meisten Medikamente in Herrn Hemasters Hausapotheke sind feste Arzneimittel wie z. B. Tabletten. Er findet jedoch auch Arzneimittel in anderer Form vor. Vervollständigen Sie die folgende Übersicht über Arzneimittelformen und notieren Sie je drei Beispiele.**

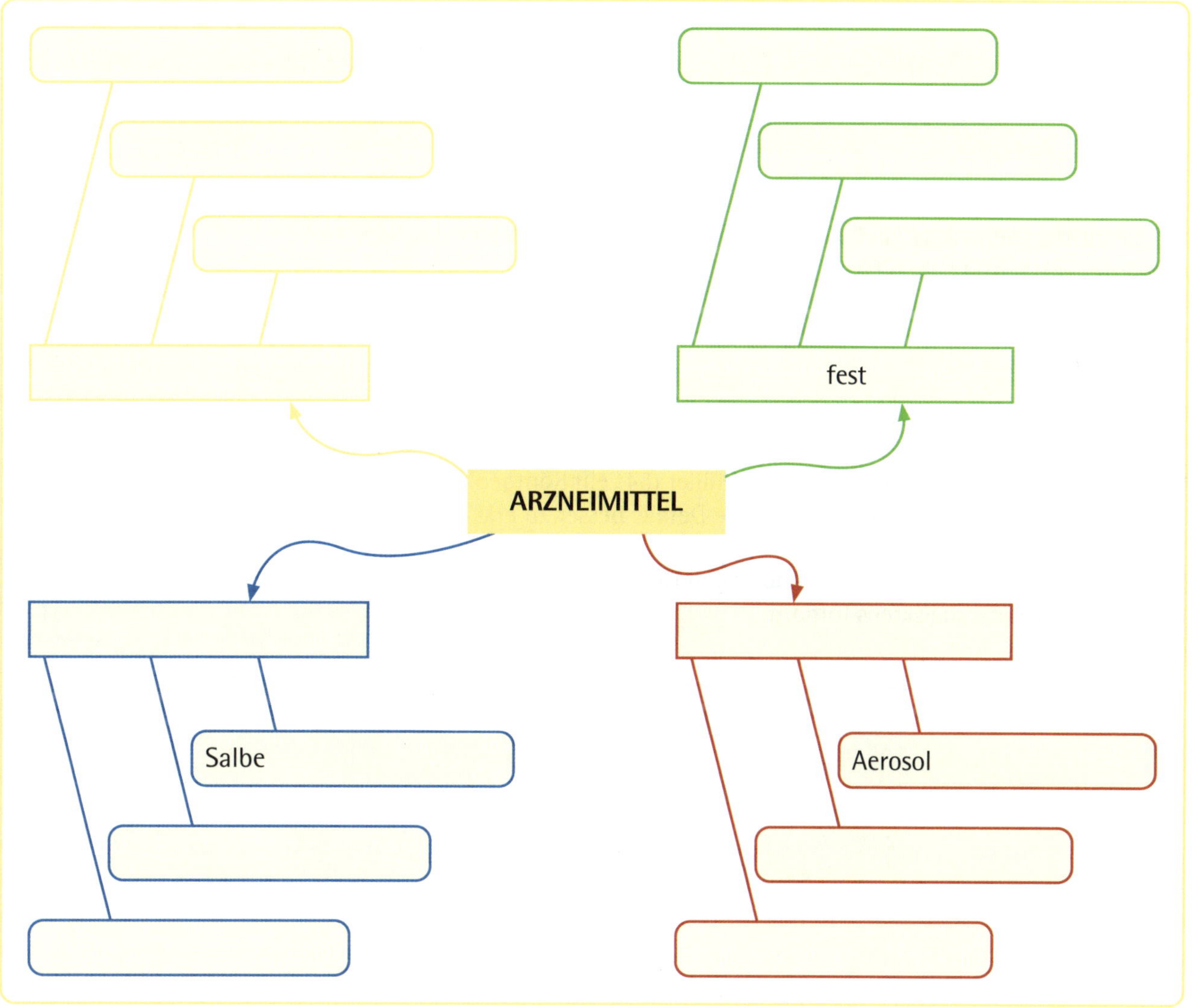

5 **Markieren Sie zueinander gehörende Applikationsorte, -arten und Arzneimittelformen jeweils mit der gleichen Farbe.**

Applikationsort	Applikationsart	Arzneimittelform
unter die Haut	sublingual	Tabletten, Tropfen
in die Atemwege	oral	Injektion
unter die Zunge	subcutan	Salbe, Zäpfchen
auf die Haut	rektal	Zäpfchen
in den Enddarm	vaginal	Spray, Dampf
in die Scheide	inhalativ	Salbe, Lotion
in den Mund	cutan	Tablette, Dragee, Kapsel

Als Herr Hemaster nach seinem nächsten Arztbesuch ein Rezept für ein Arzneimittel in der Apotheke einlöst, erzählt er der Pharmazeutisch-Technischen Assistentin (PTA), dass er seine Hausapotheke erst kürzlich gründlich aufgeräumt habe. Die Mitarbeiterin nutzt deshalb die Gelegenheit, Herrn Hemaster über die verschiedenen Aufgaben von Arzneimitteln zu informieren. Und sie weiß sogar für jede Aufgabe ein Beispiel.

6 **Ordnen Sie zu, welche der Aufgaben das jeweilige Arzneimittel in den folgenden Situationen hat.**

heilen ersetzen lindern verhüten erkennen

Bei Samantha (19) wurde ein Fußpilz diagnostiziert. Sie verstreicht das vom Arzt verschriebene Mittel gegen Pilze im Zehenzwischenraum.

Jihan (22) nimmt eine Kopfschmerztablette.

Leon ist Typ-1-Diabetiker. Er injiziert täglich Insulin mit einem Insulinpen.

Vor der Röntgenuntersuchung wird Frau Müller (54) ein Röntgenkontrastmittel gespritzt, damit auf den Aufnahmen einige Details besser zu erkennen sind.

Sandra (16) lässt bei sich eine Impfung gegen HP-Viren durchführen, die den Gebärmutterhalskrebs fördern.

7 Beurteilen Sie die folgenden Aussagen zur Anwendung und Wirkung von Arzneimitteln.

a) Tragen Sie dazu die Buchstaben r, f oder s für richtig, falsch oder sinnlos ein.

Seltene Nebenwirkungen treten nicht so oft auf wie gelegentliche Nebenwirkungen.

Indikationen treten häufiger auf als Wechselwirkungen.

Ist ein Medikament bei einem Patienten kontraindiziert, darf es von ihm nicht angewendet werden.

Wenn ein fiebersenkendes Arzneimittel die Körpertemperatur von 39,8 °C auf 37,6 °C verändert, erfüllt es nicht seine Hauptwirkung.

Wechselwirkungen können auftreten, wenn z. B. mehrere Medikamente gleichzeitig genommen werden.

Nimmt eine Frau Medikamente gegen Asthma bronchiale, dann war ihre Schwangerschaft kontraindiziert.

Viele Medikamente sind während einer Schwangerschaft kontraindiziert.

Ob Nebenwirkungen durch ein Medikament auftreten oder nicht, ist unabhängig davon, in welcher Dosierung es eingenommen wird.

Wenn der Hausarzt Herrn T. ein Medikament gegen Asthma bronchiale verschreibt, dann ist er der Meinung, dass es bei Herrn T. indiziert sei.

b) Formulieren Sie die falschen Aussagen so, dass sie richtig werden.

20 In Notfällen Hilfe leisten

1 Montag, 13. November, nachmittags um 16.15 Uhr auf dem Trainingsgelände des FC Heimersheim. Tim hat Fußballtraining, Eckballübungen. Sein Freund Max rennt Richtung Tor, springt hoch und fixiert mit den Augen den Ball, der scharf auf den ersten Pfosten gezielt ist. Doch der Torwart fängt den Ball – und Max' Kopf prallt mit voller Wucht gegen den Pfosten. Regungslos bleibt Max am Boden liegen. Plötzlich Stille. „Schwalbe, Schwalbe", ruft Tim. „Hey Max, was ist los? Komm, mach keinen Scheiß, steh auf!", ruft ein anderer. Aber Max bleibt regungslos am Boden liegen.

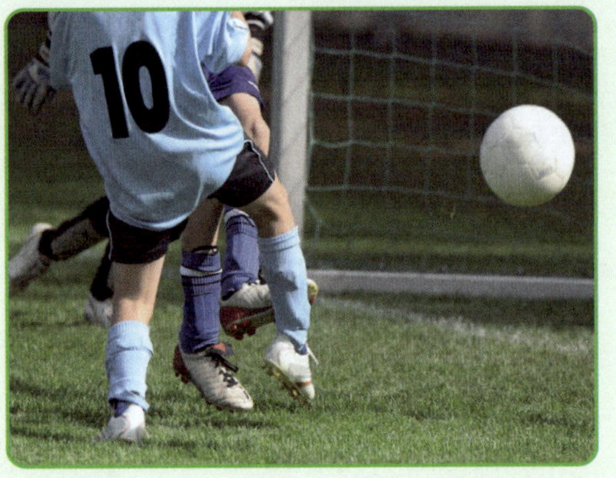

Beschreiben Sie eine sinnvolle Reaktion von Tim in den ersten Sekunden nach dem Zusammenprall.

2 Zum Glück kommt Max nach einigen Sekunden wieder zu sich. Er wirkt noch ein wenig benommen und spricht leise. Oberhalb der linken Augenbraue klafft eine etwa 3 cm lange Platzwunde, aus der es stark blutet. „Holt mir mal ein Pflaster aus dem Erste-Hilfe-Kasten in der Kabine, dann geht's gleich weiter", sagt Max.
Beschreiben Sie nun das fachgerechte Vorgehen von Tim und seinen Mitspielern in dieser Situation.

3 **Während die Mitspieler Max mit Decken und Verbandmaterial versorgen, holt Tim aus seiner Sporttasche das Handy, um den Rettungsdienst zu alarmieren.**
Formulieren Sie den telefonischen Notruf für die beschriebene Situation. Fehlende Informationen können Sie ergänzen.

4 **Dem Trainer der Mannschaft ist durch den Vorfall mit Max klargeworden, wie wichtig es ist, dass möglichst viele seiner Spieler wissen, wie man z. B. bei Sportunfällen zu handeln hat. Er organisiert deshalb einen Erste-Hilfe-Kurs für seine Mannschaft. Der Ausbilder nutzt die Gelegenheit, den Spielern Schritt-für-Schritt das Vorgehen in Notfällen zu erklären.**
Ergänzen Sie das Schema zum Umgang mit Menschen in Notfällen mit den passenden Begriffen:

Atmung normal • einschalten • beatmen • nicht ansprechbar • kontrollieren • versorgen • freimachen • ansprechbar • Notruf (veranlassen) • kontrollieren • Atmung unnormal

Überprüfen von Notfallpatienten

↓

Bewusstsein prüfen: ansehen, ansprechen, anfassen

- ____________
  - Patienten lagern und ____________
  - Notruf (veranlassen)
- ____________
  - Hilfe rufen
  - Atemwege ____________
  - Atmung ____________
    - ____________
      - stabile Seitenlage
      - ____________ ____________
      - Vitalfunktionen weiterhin ____________
    - ____________
      - Notruf (veranlassen)
      - HLW 30x komprimieren 2x ____________ usw.
      - Falls vorhanden: Defibrillator ____________ und Anweisungen folgen.

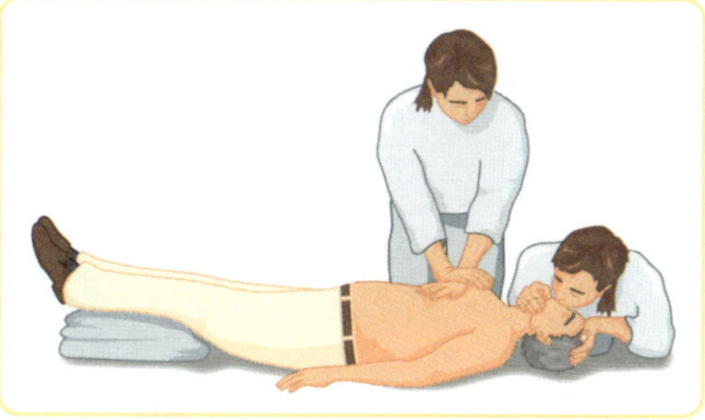

Wiederbelebung von Erwachsenen

5 Natürlich sprechen die Spieler im Erste-Hilfe-Kurs auch die Situation mit Max beim Training an. Der Ausbilder erklärt ihnen daraufhin detailliert, wie sie die ersten Schritte bei der Überprüfung von Notfallpatienten durchführen sollten. Streichen Sie im folgenden Text die falschen Aussagen durch.

Die Überprüfung von Notfallpatienten

Die ersten Schritte bei der Behandlung von Notfallpatienten sollten nacheinander / gleichzeitig durchgeführt werden. Dadurch kann man wichtige Zeit sparen / verschwenden. Über die hohe Körpertemperatur / möglichen Schmerzen des Patienten kann man sich einen Eindruck verschaffen, indem man ihn anspricht und anfasst. Fragen Sie den Betroffenen z. B.: „Hallo, können Sie sich / mich hören? Wo haben Sie Schmerzen / Ihre Papiere?" Um die Atemwege / Speiseröhre freizumachen, drückt man mit einer Hand die Stirn des Patienten nach vorn / hinten, die andere hebt das Kinn / den Kopf an. So gelangt die Luft ungehindert in die Speiseröhre / Luftröhre. Um die Atmung des Patienten zu kontrollieren, hält man den eigenen Kopf / das eigene Kinn nah über den Kopf / den Brustkorb des Patienten. Die Atemkontrolle sollte höchstens / mindestens 10 Sekunden dauern.

6 Entscheiden Sie, ob die folgenden Aussagen für das Beatmen oder für das Komprimieren bei der HLW zutreffen bzw. wichtig sind.

Aussage	Komprimieren oder Beatmen?
Patienten auf harte Unterlage legen	
Kopf überstrecken	
evtl. Mund- und Rachenraum reinigen	
in der Mitte der Brust	
30-mal hintereinander	
Unterlippe gegen Oberlippe drücken	
100-mal pro Minute	
2-mal hintereinander	
Brustkorb beobachten	

7 Vervollständigen Sie die folgenden Sätze zum Thema Reanimation (Wiederbelebung).

Eine begonnene Reanimation muss fortgesetzt werden, bis

Wenn der Patient wieder zu atmen beginnt, aber weiterhin bewusstlos bleibt,

Beatmungsmasken haben den Vorteil, dass

8 **a) Erklären Sie den Unterschied zwischen einem Rettungswagen und einem Krankenwagen.**

- Ein Rettungswagen wird eingesetzt, wenn …

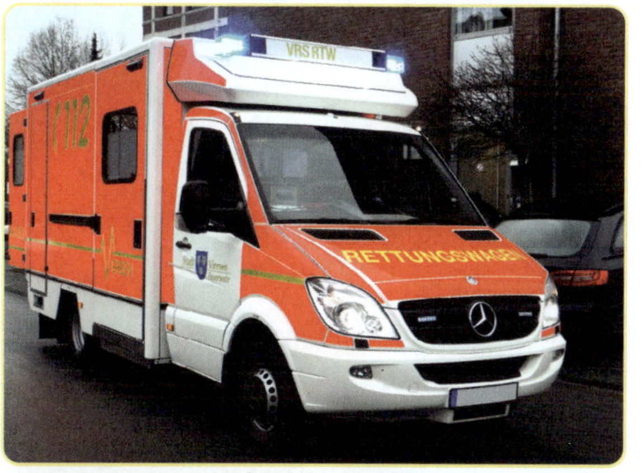

-

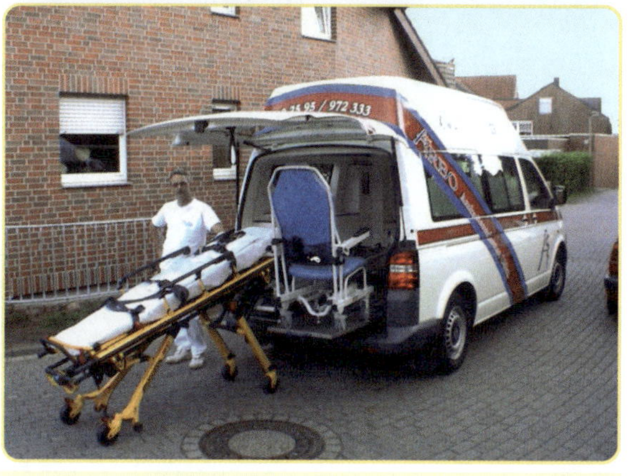

b) Wodurch unterscheidet sich die personelle Besetzung eines Notarztwagens von der eines Notarzteinsatzfahrzeugs (s. Abb.)?

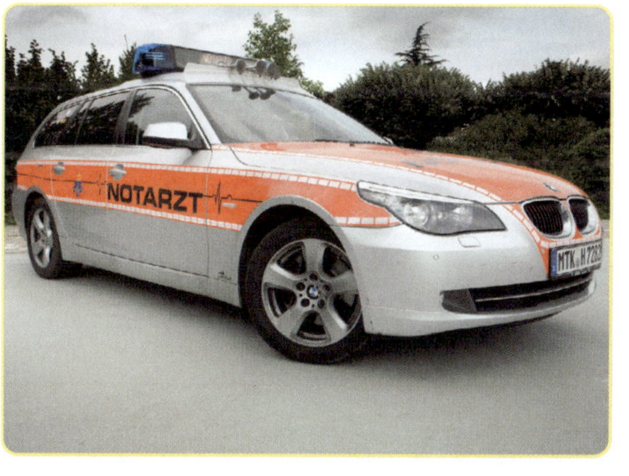

9 Benennen Sie die folgenden Verbände und ordnen Sie ihnen zutreffende Aussagen zu. Verbinden Sie Bilder und Aussagen mit Linien.

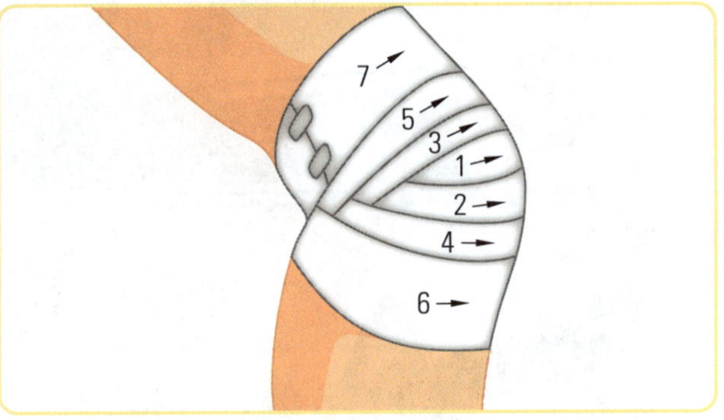

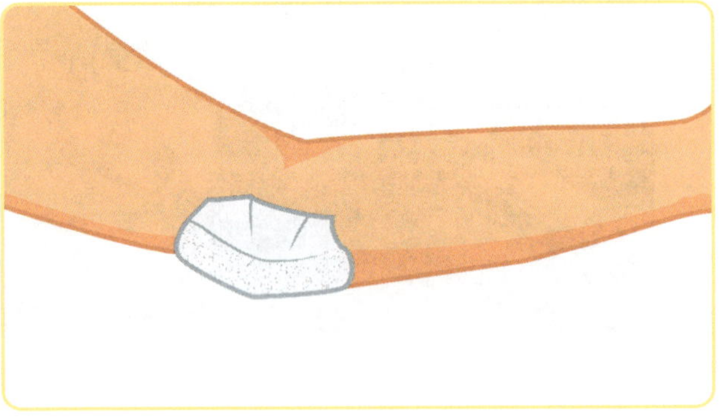

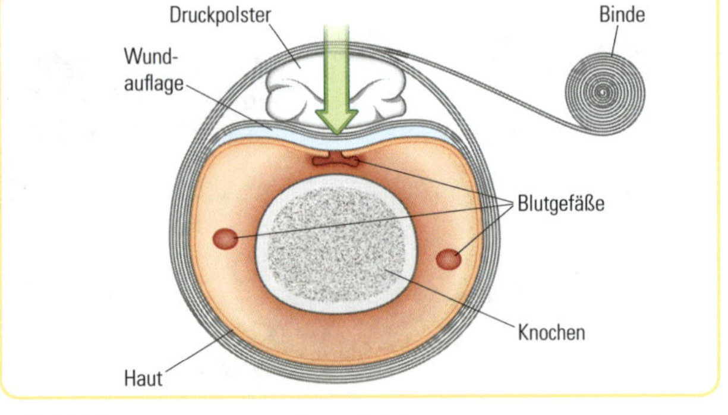

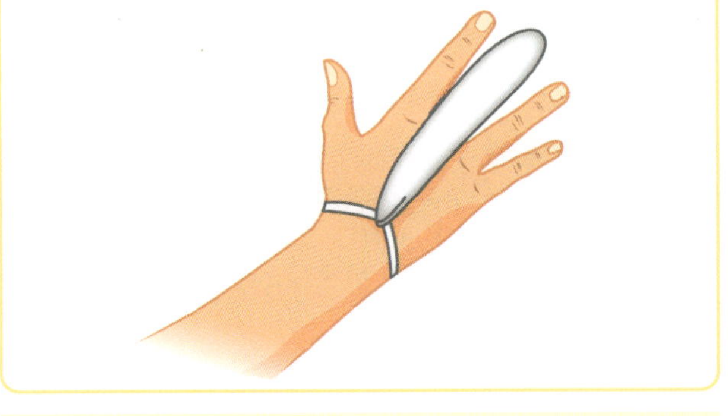

Er dient zur Befestigung von Wundauflagen, meistens an Fingern.

Er ist sinnvoll bei starken Blutungen.

Er kommt vor allem bei kleineren Verletzungen zum Einsatz.

Mit ihm können besonders gut Gelenke verbunden werden.

Das Verbandmaterial ist äußerst dehnbar.

Er wird in Kreisgängen gewickelt.

Beim Verbinden wird die Form einer 8 nachgeahmt.

Wenn man das Verbandmaterial geschickt einschneidet, kann man ihn der jeweiligen Körperform anpassen.

Lagerungsart	Bild	Anwendungsbeispiele
Schocklage	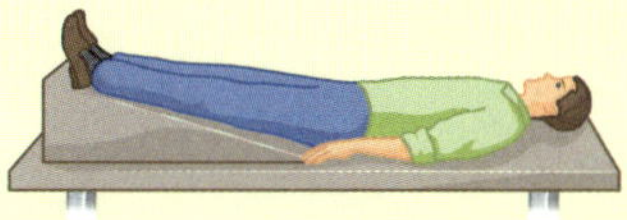	• alle Schockarten außer dem kardiogenen Schock • Synkope
Oberkörperhochlagerung	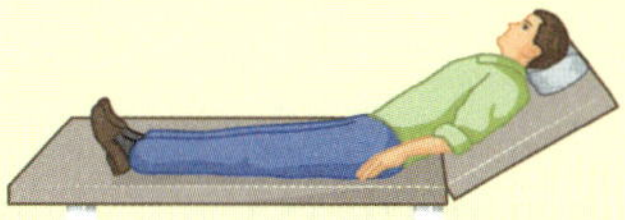	• kardiogener Schock • Angina pectoris • Herzinfarkt • Lungenembolie
Lagerung mit angewinkelten Beinen	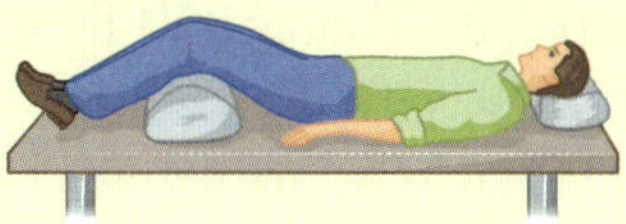	• akutes Abdomen
Oberkörperhochlagerung mit aufgestützten Armen	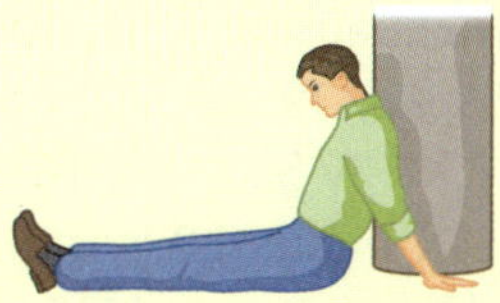	• Atemnot (z. B. bei Asthma bronchiale)
kombinierte Oberkörper-hoch- und Beintieflage-rung	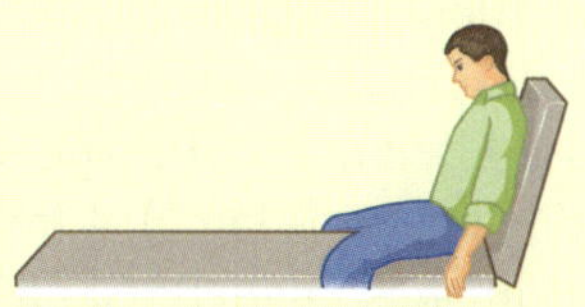	• Lungenödem
Beinhochlagerung	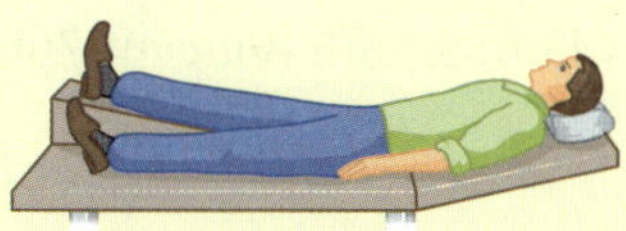	• venöser Gefäßverschluss
Beintieflagerung	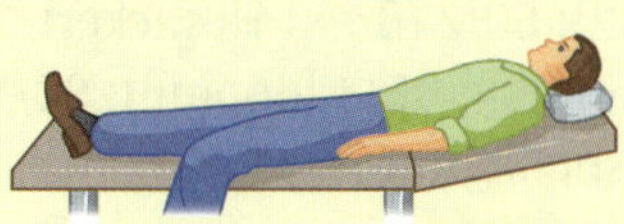	• arterieller Gefäßverschluss
stabile Seitenlage	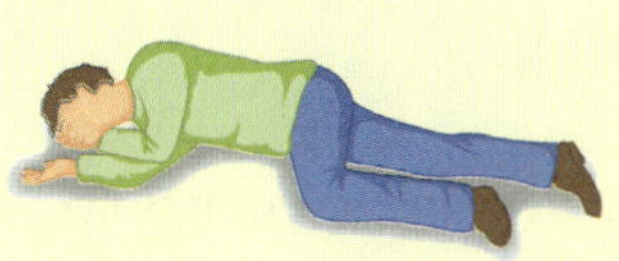	• Bewusstlosigkeit mit vorhandener Atmung

Bildquellenverzeichnis

123RF GmbH, Nidderau: S. 57 (Alexander Raths)
ARBO Ambulanz- & Brandschutzdienste, Olfen: S. 141/2
as-illustration, Rimpar: S. 71; 80
Awiszus, Ines, Hamburg: S. 10
Berkefeld, Thorsten, Neustadt-Lachen: S. 44; 111/1; 114/4
dpa-Picture-Alliance GmbH, Frankfurt am Main: S. 16/1 (Bernd Thissen); 73 (Infografik); 96 (picture-alliance/ZB); 121/1 (Dr. med. J. P. Müller/OKAPIA), 2 (Neufried/OKAPIA),3 (dpa-Report); 125 (Design Pics); 131 (picture alliance/JOKER)
Dr. Paul Koch GmbH, Frickenhausen: S. 114/3
F1online digitale Bildagentur GmbH, Frankfurt am Main: S. 128/2 (Martina Pipprich)
Fotolia Deutschland, Berlin, © www.fotolia.de: S. 7 (bilderbox); 13 (Marin Conic); 15/1 (W. Heiber Fotostudio), 2 (Robert Kneschke), 4 Gennadiy Poznyakov), 6 (Christoph Hähnel); 17 (hkfoto); 19 (Cookie Studio); 23 (Racle Fotodesign); 27 (Mikhail Malysher); 30 (pictworks); 43 (Sebastian Kaulitzki); 56 (injenerker); 59 (JiSign); 60/1 (Giuseppe Porzani); 68 (Stefan Balk); 88 (karepa); 94 (Tijana); 95/1 (Nebojsa Markovic); 101/2 (Rob Byron); 104/2 (Robert Kneschke); 107 (Robert Kneschke); 110 (CHW); 111/4 (Dmitry Vereshchagin), 6 (Birgit Reitz-Hofmann); 120 (PhotographyByMK); 127/1 (BildPix.de); 128/1 (js-photo); 135 (roger ashford); 138 (Artmann Witte-Fußballtor)
Galas, Elisabeth, Bad Breisig: S. 103
Grafische Produktion Neumann, Rimpar: S. 8; 12/1; 25; 26; 31/2; 33; 34; 35; 36; 38; 42; 54/2; 60/4; 61; 62; 63/2; 65; 70; 72; 75; 76; 78; 79/2; 83; 97; 99; 104/1; 108/1; 115; 118; 139; 142; 143
Illustraeter Art Concept, Gerhard, Straeter, Essen/Heidenhausen: S. 51; 101/1
Illustrationsbüro Müller-Wegner, Hamburg: S. 6; 9; 24; 28; 39; 66
iStockphoto, Berlin: S. 3 (4774344sean); 11 (Yi Lu); 18 (Kelly Sillaste); 16/2 (cyril martin); 46/4 (blackwater-images); 69 (Sasha_Suzi); 79/1 (DIGIcal); 85/1 (Getty Images),2 (scanrail); 91 (CentralITAlliance); 92 (Rostislav_Sedlacek); 106/1 (DawnPoland); 127/2 (PeopleImages); 128/3 (MarcusPhoto1), 4 (Dominik Pabis); 129 (Mark Hatfield); 141/3 (ollo)
Krausen, Scott, Mönchengladbach: S. 12/2,3; 106/2; 108/2
Krüper, Werner, Fotografie, Steinhagen: S. 49/2; 81; 111/2; 113
mauritius images GmbH, Mittenwald: S. 37 (Reinhard Eisele); 46/1 (Image Source); 53 (artpartner); 54/1 (imageBROKER/Michael Peuckert); 55/1 (mauritius images/Alamy), 4 (mauritius images/Phototake); 77 (Manfred Rutz); 121/4 (Alamy); 122/1 (mauritius images/imageBROKER/Ulrich Niehoff); 134 (Markus Mitterer)
Neese, Anika, Hamburg: S. 5/1; 58/2; 93; 114/1; 122/2; 130/2
OKAPIA KG Michael Grzimek & Co., Frankfurt am Main: S. 55/5 (Vincent Zuber/CMSP)
PAUL HARTMANN AG, Heidenheim: S. 116
R-Biopharm AG, Darmstadt: S. 100
Shutterstock Images LLC, New York, USA: S. 15/5 (Hans Neleman); 16/4 (antoniodiaz); 21 (Shutterstock); 31/1 (Omeer); 41 (phugunfire); 46/2 (MAKOVSKY ART),3 (joshr), 5 (Dan Kosmayer), 6 (AlenKadr), 7 (Madlen), 8 (Coprid), 9 (kongsky), 10 (David FR); 47/1 (ESB Professional), 2 (MirumImaginemStudio), 3 (Photo-graphee.eu); 55/2 (Ocskay Mark); 58/1 (forma82); 60/2 (Brent Hofacker), 3 (katfox.art); 63/1 (Monkey Business Images); 67 (Ocskay Mark); 82 (Ben Gingell); 85/3 (doomu); 90/1 (Tarasyuk Igor), 2 (Ana Blazic Pavlovic); 95/2 (Piotr Adamowicz); 111/3 (Vereshchagin Dmitry),5 (xiaorui); 114/ 2 (Picsfive); 124 (Marcel Jancovic); 126 (Orientaly); 130/1 (Lisa S.); 133/1 (Bildagentur Zoonar GmbH), 2 (KsanasK), 3 (Malchev), 4 (Farferros); 141/1 (Lilia Solonari)
The WHO Child Growth Standards: S. 117
Thinkstock, München: S. 15/3 (Geribody)
Thomas Raupach Fotografie, Hamburg: S. 16/3
Timm, Gabriele, Berlin: S. 20
United Nations Economic Commission for Europe, www.unece.com: S. 40
Verlag Handwerk und Technik GmbH, Hamburg: S. 5/2
Your Photo Today - Bernd Ducke und Christian Willmann GbR, Ottobrunn: S. 49/1 (BSIP); 55/3 (BSIP)